U0322340

养好脾

YANG HAO PI

血充、胃健、吃饭香

XUE CHONG WEI JIAN CHIFAN XIANG

贾民勇　孙秀全　主编

青岛出版社
QINGDAO PUBLISHING HOUSE

图书在版编目（CIP）数据

养好脾　血充、胃健、吃饭香 / 贾民勇, 孙秀全主编. — 青岛：
青岛出版社, 2017.5

ISBN 978-7-5552-5470-6

Ⅰ. ①养… Ⅱ. ①贾… ②孙… Ⅲ. ①健脾—养生（中医） Ⅳ. ①R256.3

中国版本图书馆CIP数据核字（2017）第104016号

《养好脾　血充、胃健、吃饭香》编委会

主　编	贾民勇	孙秀全					
编　委	王国防	王雷防	杨同英	勾秀红	牛林敬	易　磊	王永华	杨亚飞
	王秋红	兰翠平	呼宏伟	陈永超	梁　琳	王　振	勾彦康	李志锋
	王　蕾	康杜鹃	邓丽敏	杨志国	王　培	王达亮	孙瑞鹃	谷晓玲
	付肇嘉	夏晓玲	王晓雅	李　婷	田建华	土晓明		

书　　名	养好脾　血充、胃健、吃饭香
主　　编	贾民勇　孙秀全
出版发行	青岛出版社
社　　址	青岛市海尔路182号（266061）
本社网址	http://www.qdpub.com
邮购电话	0532-68068091
策划编辑	刘晓艳
责任编辑	李加玲
封面设计	尚世视觉
印　　刷	晟德（天津）印刷有限公司
出版日期	2017年7月第1版　2021年10月第2版第2次印刷
开　　本	16开（700mm×1000mm）
印　　张	13.5
字　　数	150千
书　　号	ISBN 978-7-5552-5470-6
定　　价	29.80元

编校印装质量、盗版监督服务电话 4006532017　0532-68068050

建议陈列类别：医疗保健类

F 前言
OREWORD

　　中医学认为，脾为"后天之本"，是人体"气血生化之源"。脾与胃在生理上相互为用。脾主运化，胃主受纳；脾气主升，胃气主降；脾喜燥恶湿，胃喜湿恶燥。两者一阴一阳，一脏一腑，一升一降，相辅相成，互相配合，共同完成消化、吸收、运输水谷精微等任务。脾胃功能正常，人的气血才会充足。反之，如果一个人的脾胃受到损伤，饮食水谷的精微运化不良，人体的元气自然就会衰弱，元气衰弱，人体的防御机能减退，不能抵抗外邪，各种疾病由此产生，这正如李东垣所说"内伤脾胃，百病由生"。

　　"内伤脾胃"的病因主要有 4 个，即饮食不节、劳倦过度、情志异常和外感邪气。饮食不节，如暴饮暴食、过饥过饱，或者喜欢吃太热、太冷的食物都会损伤胃，而胃受损后，脾便无法禀受胃的阳气，无法将水谷精微化生的清气上输于肺，无法充实肌肤毛孔以及营养其他脏腑，于是五脏六腑及其所属经络都会受病。脾主肌肉、四肢，而肌肉、四肢的异常也会影响脾胃的功能。劳倦过度也会损伤脾胃，即"形体劳役则脾病"。脾脏既病，不能为胃行其津液，进而会影响胃的功能，即"脾既病，则其胃不能独行津液"，最终导致脾胃皆病。情志异常如思虑过度则损伤脾胃，导致脾胃病。中医学又有"肠胃为市，无物不受，无物不入，若风、寒、暑、湿、燥，一气偏胜，亦能伤脾损胃"之说，意思是说人体的脾胃好像市场，任何事物都可以进入，若外界的邪气偏盛，进入脾胃，也会导致脾胃损伤。

　　本书是一本养脾健胃的实用保健书。全书从认识脾开始，从中医的角度说明了脾的特点和功能，养好脾则血充、胃健、吃饭香。从五脏和谐才能延年益寿的角度说明了脾与其他脏腑的密切关系，并告诉读者，脾出现问题或发生疾病时会有哪些症状与征兆，身体会发出怎样的警报。接着重点介绍如何运用简便易行的方法来养护脾胃，分别讲解了养脾健胃的食疗方法，以及简单易学的运动、按摩、刮痧、拔罐、艾灸等养脾护胃法，告诉读者在日常生活中，如何调节心理来养护脾胃，又有哪些应该掌握的护养脾胃的生活细节。本书内容简明清晰，一学就会，一书在手，养脾不愁。

　　脾的健康与否直接关系到人的生存状态和生活质量。养好脾则血充、胃健、吃饭香，才能提高生活的品质。

编　者

C目录
CONTENTS

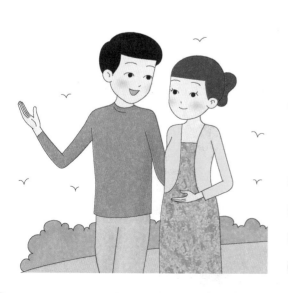

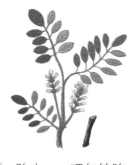

第四章
运动健身养脾胃

第五章
未病先防，养脾健胃方法多

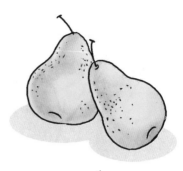

目
录

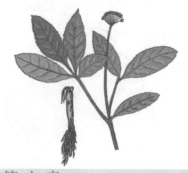

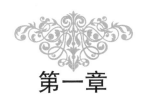

第一章

脾为后天之本，
养生重养脾

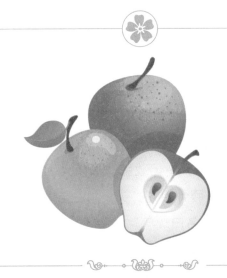

　　中医学认为，元气充足，人才会健康长寿；元气受损，人就会生病。金元四大医家之一——李东垣认为脾胃是元气生发的源泉，元气非胃气不能滋养。如果脾胃受损，饮食水谷精微便不能供养全身，人体的元气就会衰弱。元气衰弱，人体的防御机能减弱，不能抵抗外邪的侵袭，各种疾病就会由此产生。因此，调理脾胃，是少生病、不生病或病后很快痊愈的关键。

《黄帝内经》对脾的认识

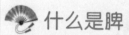 什么是脾

脾与胃同居中焦，《素问·五藏别论》中记载，脾为"中央土，以灌四傍"。《素问·太阴阳明论》中说"脾与胃以膜相连"。脾位于腹腔上部，膈之下，与胃以膜相连，与胃、肉、唇、口等构成脾系统。"胃者，水谷之海，六腑之大原也。"所以称脾胃为"后天之本"。

脾是一个扁平椭圆弯曲状器官，其色紫赤。《医学入门》中形容脾的形状是"扁似马蹄"；《医贯》中说脾"其色如马肝紫赤，其形如刀镰"；《医纲总枢》中记载脾"形如犬舌，状如鸡冠，生于胃下，横贴胃底，与第一腰骨相齐，头大向右至小肠，尾尖向左连脾肉边，中有一管斜入肠，名曰珑管"。"扁似马蹄"是指脾，"形如刀镰""犬舌""鸡冠"是指胰而言。

脾主运化

运，有运输、布散之意，如体内各种精微物质的运输布散等；化，有变化、消化、化生之意，主要指食物的消化和水谷精微的吸收等。脾主运化就是将水谷消化成为精微物质并将其运输、布散到全身各脏腑组织。这些功能需与胃和小肠等配合，其中脾起主导作用。脾主运化包括运化水谷和运化水液两个方面。

1. 脾运化水谷

所谓水谷，泛指各种食物。脾运化水谷，是指脾对食物进行消化吸收。脾运化水谷的过程为饮食水谷进入胃中，经过胃的受纳和腐熟、小肠的泌别清浊以及脾的磨谷消食作用，其中的精微物质游溢出来，在脾的转输和散精作用下上输于肺，由肺脏将这些精微注入心脉化为气血，再通过经脉输送全身，以营养五脏六腑、四肢百骸，以及皮毛、筋肉等各个组织器官。五脏六腑维持正常生理活动所需要的水谷精微都有赖于脾的运化作用。饮食水谷是人出生后维持生命活动所必需的营养物质的主要来源，也是生成气血的物质基础。饮食水谷的运化由脾所主，所以说脾为后天之本，气血生化之源。

只有脾的运化功能强健，即"脾气健运"，机体的消化吸收功能才能健全，才能为气血的化生提供足够的养料，才能使全身脏腑组织得到充分的营养，以维持正常的生理活动。反之，若脾失健运，则机体的消化吸收功能便因之而失常，就会出现腹胀、食欲缺乏、便溏，甚至倦怠、消瘦和气血不足等病理变化。

2. 脾运化水湿

所谓运化水湿即运化水液，是指脾对水液的吸收和转输，调节人体的水液代谢，即脾配合肺、肾、三焦、膀胱等脏腑调节、维持人体水液代谢平衡的作用。脾运化水湿是调节人体水液代谢的关键环节。在水液代谢过程中，脾在运输水谷精微的同时，还把人体所需要的水液（津液），通过心肺而运送到全身各脏腑及组织，以起到滋养濡润的作用，又把各组织器官利用后的水液，及时地转输给肾，再经过肾气的气化作用，将其中的清者重新吸收并加以利用，而将其浊者转化为尿液，送到膀胱，排泄于外，从而维持体内水液代谢的平衡。脾居中焦，为人体气机升降的枢纽，故在人体水液代谢过程中起着重要的枢纽作用。因此，脾运化水湿的功能健旺，既

第一章
第二章
第三章
第四章
第五章
第六章
第七章

能使体内各组织得到充分濡润，又不致使水湿过多而潴留。反之，如果脾运化水湿的功能失常，必然导致水液在体内停滞，而产生水湿、痰饮等病理产物，甚则形成水肿，这也是脾虚生湿和脾虚水肿的发病机理。

总之，脾运化水谷和运化水湿两个方面的作用，是相互联系、相互影响的，一种功能的失常可导致另一种功能的失常，故在病理上常常互见。

脾主生血

《景岳全书·血证》中指出："血……源源而来，生化于脾。" 脾为后天之本，气血生化之源。脾运化的水谷精微，经气化作用生成血液，而生成血液的主要物质基础是脾运化的水谷精微。脾气健运，化源充足，气血旺盛则血液充足。相反，若脾失健运，生血物质缺乏，则血液亏虚，出现头晕眼花，心悸失眠，手足发麻，妇女月经量少、闭经，面、唇、舌、爪甲淡白，等血虚症状。

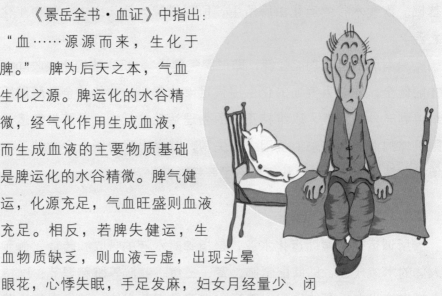

脾主统血

《古今名医汇粹》说："脾统诸经之血。"《沈注金匮要略·卷十六》记载："人五脏六腑之血，全赖脾气统摄。"

统是统摄、控制的意思，是指脾有统摄全身血液，使之在脉中运行而不溢于脉外的功能。而脾统血的功能又是通过气摄血的作用实现的。脾为气血生化之源，气为血帅，血随气行。《血证论·藏腑病机论》中说："脾统血，血之运行上下，全赖于脾。脾阳虚，则不能统血。"若脾的运化功能减退，化源不足，便会气血亏虚，气虚则统摄无权，血离脉道，导致出血。因脾失健运，阳气虚衰，不能统摄血液，血不归经而导致出血者称为脾不统血证，尤以下部出血多见，临床上主要表现为皮下出血、便血、尿血、崩漏等。反之，脾的运化功能健旺，则气血充盈，气能摄血；气旺则固摄作用亦强，因此，不会出现血液逸出脉外的现象。

总之，脾不仅能够生血，而且能摄血，具有生血统血的双重功能。正如《金匮翼·卷二》中所说："脾统血，脾虚则不能摄血；脾化血，脾虚则不能运化，是皆血无所主，因而脱陷妄行。"

🪭 脾主升清

脾主升清是指脾具有将水谷精微等营养物质吸收并上输于心、肺、头目，再通过心肺的作用化生气血，以营养全身，并维持人体内脏位置相对恒定的作用。升，是指上升和输布；清，是指精微物质。上升的主要是精微物质，因而说"脾主升清"，这种运化功能的特点是以上升为主，所以说"脾气主升"。脾宜升则健，胃宜降则和。脾气主升与胃气主降形成了升清降浊的一对矛盾，它们既对立又统一，共同完成食物的消化、吸收和输布。脾的升清和胃的降浊是相对而言的。另外，脏腑之间的升降相因、协调平衡是维持人体内脏位置相对恒定的重要因素。脾气之升可以维持内脏位置的相对恒定。脾的升清功能正常，水谷精微等营养物质才能正常吸收和输布，气血充盛，人体才能生机盎然。同时，脾气升发，又能使机体内脏不致下垂。如果脾气不能升清，水谷就不能运化，气血生化无源，可出现神疲乏力、眩晕、泄泻等症状。脾气下陷（又称中气下陷），则可见久泄脱肛甚至内脏下垂等症状。

第一章
第二章
第三章
第四章
第五章
第六章
第七章

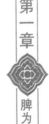

脾喜燥恶湿

喜燥恶湿是脾的生理特性之一，这与胃的喜润恶燥刚好相反。脾之所以有喜燥恶湿的特性，与其运化水液的生理功能有关。脾和胃在五行中都属土，但按阴阳来分类，脾为阴土，胃为阳土。

脾气健旺，则运化水液功能正常，水精四布，自然无痰饮水湿的停聚。若脾气虚衰，运化水液的功能障碍，痰饮水湿内生，即所谓"脾生湿"；水湿过盛反过来困遏脾气，致使脾气不升，脾阳不振，称为"湿困脾"。外在湿邪侵入人体，困遏脾气，致脾气不升，也称为"湿困脾"。内湿、外湿皆易困遏脾气，致使脾气不升，影响正常功能的发挥，故脾欲求干燥清爽，即所谓"脾喜燥而恶湿"。

临床上，对脾生湿、湿困脾的病症，一般是健脾与利湿同治，所谓"治湿不治脾，非其治也"。

温馨提醒

脾虚不运则易生湿，而湿邪过胜又易困脾。脾主湿而恶湿，因湿邪伤脾，脾失健运而水湿为患者，称为"湿困脾土"，症状为头重如裹、脘腹胀闷、口黏不渴等。脾气虚弱，健运无权而水湿停聚者，称为"脾病生湿"（脾虚生湿），可见肢倦、纳呆、脘腹胀满、痰饮、泄泻、水肿等症。脾具有恶湿的特性，对湿邪有特殊的易感性。

脾气与长夏相应

"长夏"是中医理论中的一个特定节气，位于夏末秋初，涵盖了夏至、小暑、大暑、立秋、处暑五个节气。中医学认为，长夏与脾相应，也就是说，这一节气与脾的关系密切，适宜养脾。

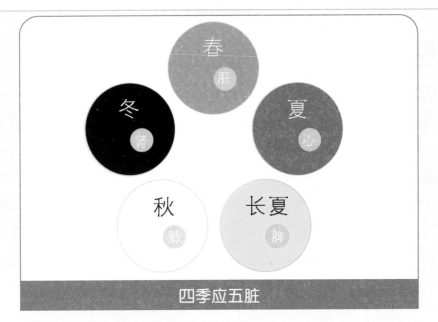

四季应五脏

第一章
第二章
第三章
第四章
第五章
第六章
第七章

中医学认为，长夏属土，而脾也属土；长夏的气候特点是暑湿，而脾恰是一个喜燥恶湿的脏腑，因而其运化功能在此时易受到伤害，进而导致人体抵抗力下降。长夏主化，是人体脾胃消化、吸收营养的良好时期，因此长夏时宜多吃一些健脾的食物，如山药、小米、白萝卜、番茄等。一般人在长夏喜欢吃冷饮和冷藏的瓜果，而实际上夏天宜吃热饮熟食，以免寒凉食物损伤脾阳，导致脾失健运，湿邪内生。如果此时需要吃汤药，大夫也常在药方中加入芳香化湿的药物，如藿香、佩兰等。

夏天，尤其是三伏天宜多吃一些豆类食物，有健脾利湿的作用。适宜夏天吃的豆类包括绿豆、四季豆、赤小豆、白扁豆、荷兰豆、青豆、黑豆等。

💗温馨提醒

长夏天气湿热，易使人心情烦躁，因此养脾还要保持好心情。所谓"心静自然凉"。喜悦轻松的心情对脾有益，嫉妒、忧虑、多思则对脾不利。

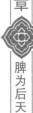

第一章 脾为后天之本，养生重养脾

脾在志为思

思即思考、思虑，为人体精神意识思维活动的一种状态。《灵枢·本神》中记载："因志而存变谓之思。"中医有"思发于脾而成于心"之说。思，虽为脾之志，又与心有关。正常思考问题对机体的生理活动是没有不良影响的，可是在思虑过度、所思不遂等情况下，则会造成气结，影响气的正常运行，因此，《素问·举痛论》中说："思则心有所存，神有所归，正气留而不行，故气结矣。"脾的运化升清功能失常，则气血生化乏源，易不耐思虑，而思虑太过又易伤脾，由此易形成恶性循环。所以说，脾"在志为思"，过度思虑即伤脾。

 ## 脾在液为涎

涎为口津，唾液中较清稀的部分称作涎，它具有保护口腔黏膜、润泽口腔的作用，在进食时分泌较多，有助于食物的吞咽和消化。《素问·宣明五气论》中有"脾为涎"的说法，认为涎出于脾而溢于胃。在正常情况下，涎液上行于口，但不溢于口外；但若脾胃不和，则往往导致涎液分泌急剧增加，发生口涎自出等现象，如小儿经常睡觉流口水就与脾虚有关，故说脾在液为涎。

 ## 脾在体合肉、主四肢

脾的运化功能健全与否，直接关系到肌肉的壮实或瘦削和四肢功能活动正常与否。《素问·痿论》中记载："脾主身之肌肉。"这是因为人体的四肢、肌肉都需要脾胃运化的水谷精微的充养。脾气健运，气血生化有源，全身肌肉才能得到水谷精微的充养，从而使肌肉丰满、健壮有力。如果脾失健运，气血生化乏源，肌肉失养，则可致肌肉瘦削或萎软、倦怠无力，甚至不用。四肢是人体之末，为人体肌肉丰厚之处，同样需要脾胃运化的水谷精微等营养，方能维持其正常的生理活动，四肢的营养输送，全赖清阳的升腾与宣发，故《素问·阴阳应象大论》说："清阳实四肢。"脾主运化与升清，若脾气健运，则四肢的营养充足，其活动亦强劲有力；若脾失健运，布散无力，清阳不升，则四肢的营养不足，四肢可出现倦怠无力，甚则萎废不用。

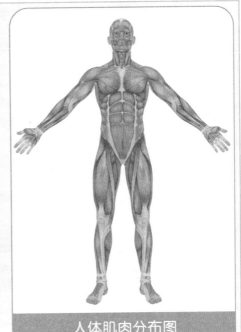

人体肌肉分布图

第一章
第二章
第三章
第四章
第五章
第六章
第七章

脾在窍为口，其华在唇

脾在窍为口，其华在唇。口即口腔，为消化道的最上端，人的饮食、口味与脾的运化功能直接相关。只有脾气健运，人的饮食、口味才能正常，就像《灵枢·脉度》中说："脾气通于口，脾和则口能知五谷矣。"若脾失健运，则会出现食欲缺乏的症状，还可出现口味异常，如口淡无味、口腻、口甜等症状。人的口唇色泽，与全身的气血是否充盈有关。由于口唇的肌肉由脾所主，且脾胃为气血生化之源，因此口唇的色泽是否红润，不仅能反映全身的气血状况，而且能反映脾胃运化水谷精微的功能状态。故《素问·五藏生成篇》说："脾之合肉也，其荣唇也。"若脾失健运，气血生化无源，则可见口唇色淡无华，甚则萎黄不泽。

脾气虚损

脾气虚损是指脾气不足，失其健运所表现的证候，多因饮食不节、劳累过度、久病失养、情志失和所致。脾气虚主要表现为脘腹胀满，食后为甚，口不知味，甚至不思饮食，大便溏薄，精神不振，肢体倦怠，形体消瘦，少气懒言，面色萎黄或白，或轻度水肿，舌淡苔白，脉缓软无力。这些症状体现了以下两个方面的病理变化：

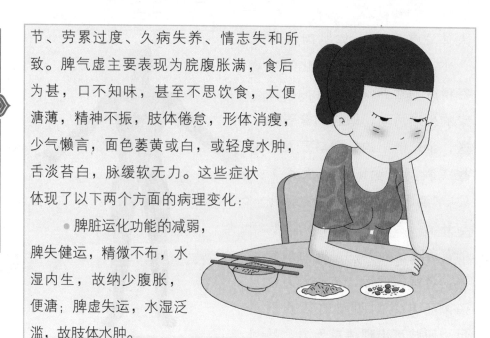

● 脾脏运化功能的减弱，脾失健运，精微不布，水湿内生，故纳少腹胀，便溏；脾虚失运，水湿泛滥，故肢体水肿。

● 脾主四肢肌肉，脾气不足，肢体失养，故肢体倦怠；气血亏虚，中气不足，故精神不振，少气懒言，形体消瘦，面色萎黄。

❤ 温馨提醒

　　脾气虚损在不同年龄段中的临床表现也有所不同：婴幼儿见脾气虚者，主要表现为消化不良、呕吐、肚腹胀大、身体消瘦、面色萎黄；年老体弱或大病久病见脾气虚者，主要表现为四肢无力、身体重着、倦怠嗜卧、形体消瘦、语声低微、面色萎黄等。

🪭 脾阳虚

　　脾阳虚又称脾阳不振。本证多由脾气虚进一步发展而来，或由命门火衰、脾失温煦所致。临床表现为食欲减退、脘腹冷痛、胃痛而喜温喜按、四肢不温、大便稀溏，或四肢水肿、畏寒喜暖、小便清长或不利、妇女白带清稀而多、舌淡胖嫩、舌苔白润、脉沉迟等。

水湿中阻

湿即水湿，分内湿和外湿两种。水湿中阻是指湿邪阻滞中焦，致使运化功能减弱的证候，皆因脏腑功能失调所致。内湿是指湿生于内，由于水液运化、输布失常而产生的病理产物。消化不良、暴饮暴食、过食肥甘厚腻等，皆会加重脏腑负担，使位于中焦的脾胃受损，且脾易受湿困。脾不能正常运化进而使机体"水湿内停"造成内湿，因而说内湿是一种病理产物。外湿如气候潮湿、久居湿地，或感受雾露之邪，或涉水淋雨，或从事水中作业等，湿邪束缚体表，致脾运化功能受阻或脾运不健，水湿滞留，湿从内生。

《黄帝内经》中的脾胃养生法

中医学认为，"脾旺于四时"，调养脾胃一定要注意日常饮食，并且一年四季都不能忽视对脾胃的调养。冬季天气寒冷，人的胃口大增，可是经过夏秋季节，人们都会存在不同程度的脾胃虚弱的情况，若是急于大量进食补品，就会进一步加重脾胃的负担，造成"虚不受补"。因此，调理脾胃应注意以下几点。

第一章
第二章
第三章
第四章
第五章
第六章
第七章

1 清淡为主

养脾胃应以清淡为主。"善养性者，常须少食肉，多食饭""常宜轻清甜淡之物，大小麦曲、粳米为佳""勿进肥浓、羹脍、酥油酪饮等"，这些都是唐代医家孙思邈的主张。

2 饮食宜洁

"猪羊疫死者不可食，曝肉不干者不可食"，汉代医圣张仲景在《伤寒杂病论·禽兽鱼虫禁忌》中也说："秽饭、馁肉、臭鱼，食之皆伤人。"

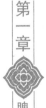

第一章 脾为后天之本，养生重养脾

③ 甘咸勿过

现代科学证明，盐的摄入过多会引发心血管疾病，尤为使人易患高血压，使人夭折短寿。糖吃得过多会害脾生痰损齿，容易患消渴（糖尿病）。《素问·奇病论》中说："甘者，令人中满，故其气上溢，转为消渴。"

④ 适温而食

《灵枢·师传》中说："胃中寒则腹胀，肠中寒则腹鸣飧泄。"食物过热过烫会对消化道造成物理性伤害，久之会引起病变。而食物过寒又伤脾胃，所以即便是在炎炎酷暑，我们也不能随意地吃冷饮。

⑤ 饥饱适中

很多养生学家都主张饮食应该节量，并且这里所说的"节量"是相对于饱食，而不是过饥，过饥会导致饮食摄入不足，使气血得不到足够的补充。宋代文豪苏东坡也认为"已饥方食，未饱先止"，他认为这样可以"宽胃以养气"，且饥饱适宜是长寿的基本条件。

⑥ 怒后勿食

进食的时候应该心平气和，排除所有不良的情绪，才有利于胃的消化。古人有云："食后不可动怒，怒后不可进食。"

⑦ 谨和五味

全面膳食，饮食多样化，食材广泛，各类食物合理搭配具有重要意义。《素问·生气通天论》："谨和五味，骨正筋柔，气血以流，腠理以密。"

8 餐后养生 ➤	"食饱行百步。常以手摩腹数百遍，叩齿三十六，津令满口，则食易消，益人无百病。饱食则卧，食不消成积，乃生百病。"在《千金要方》中孙思邈说："食毕当漱口数次，令人牙龄不败，口香。"
9 食宜缓细 ➤	咀嚼是食物消化之始，是脾胃消化的基础。《养病庸言》中说："不论粥饭点心，皆宜嚼得极细咽下。"《医说》曰："食不欲急，急则损脾，法当熟嚼令细。"
10 饮食有时 ➤	饮食必须要定时、有规律，才能使身体及时获得维持生命的营养。《千金要方》亦云："饮食以时。"

第一章
第二章
第三章
第四章
第五章
第六章
第七章

💙温馨提醒

调养脾胃不能依赖药物，有些人认为中药的不良反应少，坚持用中药调养，其实这是不必要的，在日常生活中只要能保持良好的心态，生活、工作张弛有度，便可调养脾胃。调养脾胃贵在坚持，只要持之以恒就一定能有好的脾胃。

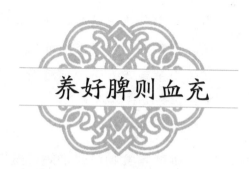

养好脾则血充

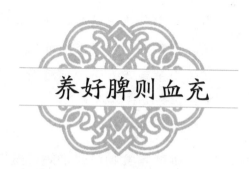 气血不足的原因

气血不足，即中医所说的气血两虚。气血不足的常见原因为脾胃运化失司。中医学认为，人体五脏的功能各有不同，五脏在气血的生成和运行过程中起着不同的作用，如肺能调节气的循行并助心行血、脾为气血生化之源、肾为生气之根、心主血脉、肝主藏血等。而脾在气血的生成、食物的消化和营养物质的吸收、传输过程中起着主导作用，因此，脾胃为后天之本、气血生化之源，脾胃虚弱就容易导致气血不足。

气血不足主要分为两种：第一种是先天气血不足，这类人群会出现低血压症状，冬天较为明显，由于气血不足，气血无法到达四肢，会导致四肢冰冷，并且这种人皮肤颜色还比较淡，这种情况下防治的方法是调养气血，增加身体的气血总量；第二种是后天气血运行不畅，这类人群因为饮食等不良生活习惯，使体内毒素积聚，堵塞经络，气血进入不了相应的器官，也会令人体虚胖。这类人群的调养方法首先应该疏通经络等通道，其次引导血液进入病变器官，最终达到增加气血总量的目的。

另外，须知日常生活方式不当也会导致气血不足：

① 饮食不当 ➤	偏食，营养不全；饮食不洁；饥饱无常；不按时就餐；饮食偏嗜，这些饮食习惯都会造成脾胃的损伤，导致气血生化乏源，久而久之，导致气血亏虚。
② 睡眠不足 ➤	生活作息长期不规律，经常熬夜，昼夜颠倒，会使身体没有充足的造血时间，机体的气血得不到恢复。
③ 缺乏运动 ➤	运动量过少会使经脉闭塞，气血生成不畅，从而导致气血不足。
④ 劳欲过度 ➤	长年累月过劳伤气、体力劳动过重，使人体气虚，气虚就会逐渐导致血的生成不足，最终气血两亏；脑力劳动过度会引起心脾血虚；还有一种值得注意的情况，那就是性生活无度，房劳过度，则会伤精，且精血本是同源，肾精亏损严重必然就会导致气血不足。

此外，慢性病、消耗性疾病会缓慢消耗气血，导致气血不足；若是遇到车祸、大病、重病，或受到暴雨、风雪、低温的伤害，也都是会耗伤气血的。

🪭 气血不足的具体表现

气血不足的表现从外表就能轻松判断。以下几点可以帮你判断气血是否不足。

1. 看头发

如果头发已经枯黄黯淡，如同稻草般不易打理，这是身体在发出信号。中医学认为，"发为血之余"，由此可见，气血和毛发的关系非常密切，人体气血旺盛，能够供给毛发生长所需的营养物质，毛发也就旺盛；如果气血亏虚，无法满足毛发的生长需求，毛发就会出现枯萎、稀少或脱落等现象。气血运行不良时，也会出现脱发、白发等症状。

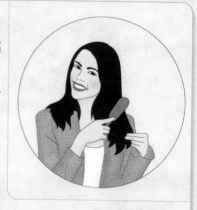

2. 看皮肤

在《灵枢·邪气脏腑病形》中有气血对皮肤的充养作用的精辟阐述："十二经脉，三百六十五络，其血气皆上于面而走空窍。"意思是说，经络把气血精微物质输送到皮肤，皮肤得养则红润；气血运行正常，濡养皮肤，则感觉灵敏。如气血生成不足或运行障碍，则皮肤黯淡无光或萎黄、肌肤干燥、感觉异常。

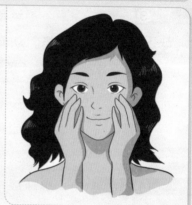

3. 看眼睛

眼睛为心灵之窗，是人体重要的感觉器官之一。眼睛的神气是观察脏腑气血充足或衰败的关键。若眼睛清澈明亮、神采奕奕，说明气血充足；若两目呆滞，晦暗无光，是气血衰竭的表现；眼睛干涩、眼皮沉重，也代表气血不足；白睛的颜色浑浊、发黄，表明肝脏气血不足；下眼睑浮肿则说明脾虚。

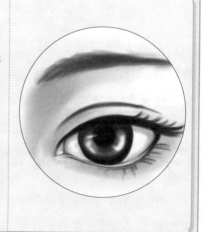

4. 看手部

中医学认为，手是人体的一个缩影，它的色泽和形态反映着人体气血的状况。气血充足，手总是温暖的，而手心烦热、出汗或手冰冷，则是气血不足的表现。另外，气血不足时，手指指腹则会扁平、薄弱或指尖细。如果指甲灰白无光泽，则提示身体气血不足或患有某种疾病。

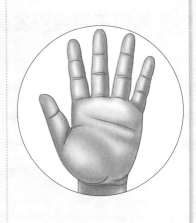

5. 看睡眠

明代医家张景岳在《景岳全书》中说："无邪而不寐者，必营血之不足也。营主血，血虚则无以养心，心虚则神不守舍。"不少人的失眠是因气血不足所致，常表现为入睡困难、易惊易醒、夜尿多、打呼噜等。然而太爱睡觉往往也是气血亏虚的表现之一。

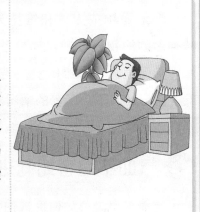

6. 看运动

运动时如果出现胸闷、气短、疲劳难以恢复的状况，则可判断为气血不足；而那些运动后精力充沛、浑身轻松的人则表明其气血充足。

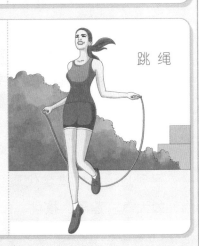

跳 绳

第一章
第二章
第三章
第四章
第五章
第六章
第七章

气血不足会引发哪些病症

气血不足会导致脏腑功能的减退，引起早衰，也会引发一些病症。如血虚则易出现面色萎黄、皮肤干燥、毛发枯萎、指甲干裂、视物昏花、手足麻木、失眠多梦、健忘心悸、精神恍惚；而气虚则易出现畏寒肢冷、自汗、头晕耳鸣、精神萎靡、疲倦无力、心悸气短、发育迟缓，气虚也是脏腑功能衰退、免疫力下降的表现。

气血充足精神好

血液是构成人体和维持人体生命活动的基本物质之一，也是精神活动的物质基础，其具备营养和滋润全身的生理功能。气血充足则神清气爽、思维敏捷。若气血不足则会造成精神恍惚、心悸不安、健忘、失眠、多梦的情况。

气血不足者如何进行调养

气血不足者该如何进行调养？下面的方法可供参考：

1. 中药调理

常用的补气药有黄芪、党参、西洋参、太子参、白术、山药、甘草等，常用的补血药有当归、熟地黄、何首乌、阿胶、白芍等，可以在医师指导下选方煎服。

2. 饮食注意

平时应该多吃富含优质蛋白、钙、铁、叶酸和维生素B_{12}的食物，如大枣、莲子、核桃、山楂、猪肝、鸡蛋、菠菜、胡萝卜、黑木耳、黑芝麻、虾仁、鱼类等。

3. 适量运动

气血不足者平时要多做运动，如散步、慢跑，多练习瑜伽、太极拳、保健气功等舒缓的运动。另外，"久视伤血"，长时间用电脑的人应该特别注意眼睛的休息和保养，防止过度用眼而暗耗气血。

4. 经络疗法

气血不足者宜常做头部、面部、脚部的保健按摩，能起到疏通经络、调整脏腑功能的作用，同时可以坚持艾灸关元、气海、足三里、三阴交等穴位。

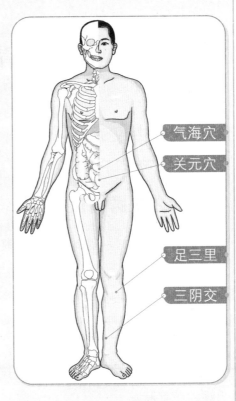

气海穴

关元穴

足三里

三阴交

♥温馨提醒

气血不足者除了用药物和饮食调养外，还要坚持适度的锻炼，如果条件允许，可以每天用毛巾擦拭腹部，以发热为宜，长期坚持会有很好的效果。

第一章
第二章
第三章
第四章
第五章
第六章
第七章

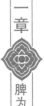

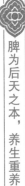

脾为后天之本，养生重养脾

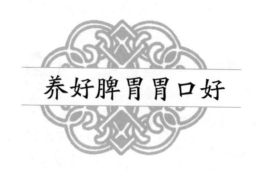

养好脾胃胃口好

🪭 什么是脾胃虚寒

脾胃虚寒，是指脾胃阳气虚衰，阴寒内盛所表现的证候，包括脾阳虚和胃阳虚，多因饮食失调、过食生冷、劳倦过度、久病或忧思伤脾等所致。下面具体介绍。

1. 脾阳虚

脾阳虚是指脾的阳气虚衰而阴气过盛的病理现象。脾阳虚时，会出现以下症状。

①畏寒怕冷。人体阳气就像自然界的太阳，如果人体阳气不足，机体就会处于一种"寒冷"的状态。因此，脾阳虚的人大都四肢不温，畏寒怕冷。

②完谷不化。完谷不化是指大便不成形，中间夹杂有未消化的食物的腹泻表现。古人对这种现象的产生有一个形象的比喻，食物的消化过程就好比生米煮成熟饭，胃就好比煮饭的锅，而阳气就是煮饭用的火，没有了"火"，"生米"就无法煮成"熟饭"。所以，当阳气不足时，进入胃中的食物无法很好地"腐熟"而直接从肠道排出。

③舌淡而胖或有齿痕。体内水分的消耗与代谢，取决于阳气的蒸腾作用。如果阳气衰微，水液的蒸腾消耗不足，则多余的水分蓄积体内，导致舌体胖大。舌体胖大，则会受牙齿挤压而出现齿痕。

④精神不振，脉象沉细。阳气不足，生命活动减弱，就会表现

为萎靡懒动。阳气不足，无力鼓动脉管，脉象则沉细无力。

2. 胃阳虚

胃阳虚证，又名胃虚寒证，是指人体阳气不足，胃失温煦，以胃脘冷痛、绵绵不已，时发时止，喜温喜按，食后缓解，泛吐清水或夹有不消化食物，口淡不渴，倦怠乏力，畏冷肢凉，舌淡胖嫩，脉沉迟无力等为主要表现的虚寒证候。此病多因饮食失调，嗜食生冷，或过用苦寒、泻下之品，或脾胃素弱，阳气自衰，或久病失养，其他脏腑病变伤及胃阳所致。

胃阳不足，虚寒内生，寒凝气滞，故胃脘冷痛；性属虚寒，故其痛绵绵不已，时作时止，喜温喜按，食后、按压、得温均可使疼痛缓解；受纳腐熟功能减退，水谷不化，胃气上逆，则食少、呕吐清水或夹不消化食物；阳虚气弱，全身失于温煦，功能减退，则畏寒肢冷，体倦乏力；阳虚内寒，津液未伤，则口淡不渴；舌淡胖嫩，脉沉迟无力，为虚寒之象。本证以胃脘冷痛、喜温喜按、畏冷肢凉为辨证的主要依据。

脾阳虚与胃阳虚、脾气虚与胃气虚，均有食少、脘腹隐痛及气虚或阳虚的共同症状，但脾阳虚、脾气虚以脾失运化为主，胀痛的部位在大腹，以腹胀、腹痛、便溏、水肿等症为主；胃阳虚、胃气虚以受纳腐熟功能减弱、胃失和降为主，胀或痛的部位在胃脘，脘痞隐痛、嗳气等症状明显。

饮食宜忌 脾阳虚者宜吃性属温热的食物，宜吃具有温阳散寒作用的食物，宜温补，忌清补，宜食热量较高而富有营养的食物，忌吃性寒生冷的食物。胃阳虚者应吃一些暖胃驱寒的食物，如羊肉、狗肉、荔枝、南瓜等温热性食物。

脾胃虚寒证指的是脾胃的阳气虚衰、阴寒内盛，脾阳虚和胃阳虚也属于脾胃虚寒的范畴。食用过多的生冷食物、饮食失调、过度疲倦、久病或忧思伤脾等都是其产生的原因。以四肢水肿、畏寒喜暖、纳呆腹胀、脘腹痛而喜温喜按、口淡不渴、四肢不温、大便稀溏、小

第一章
第二章
第三章
第四章
第五章
第六章
第七章

便清长或不利、妇女白带清稀而多、舌淡胖嫩、舌苔白润、脉沉迟为主要症状，疼痛时胃部常有寒凉感，热敷后症状减轻。胃痛隐隐绵绵不已，空腹的时候痛得更厉害，进食后有所缓解，劳累和吃凉食或受凉后疼痛发作或者加重，经常口吐清水，胃口欠佳，精神疲惫，手足不温。

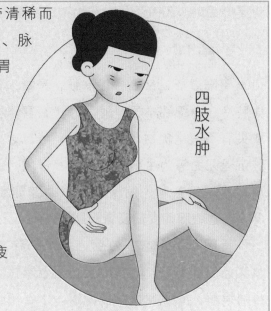

四肢水肿

食欲缺乏是怎么回事

食欲缺乏是指进食的欲望下降。暴饮暴食、酗酒吸烟、过食生冷、饥饱不均、情绪紧张或过度疲劳以及饱食后运动等不良习惯皆会导致脾胃不和，脾胃不和致使脾胃的运化功能失调，久而久之就会导致食欲缺乏。只有纠正不良习惯，调理好脾胃，才能增加食欲。日常生活中我们应如何调理脾胃，增加食欲呢？

1. 科学地加工和烹调食物

科学的加工和烹调有助于人体对食物的消化和利用。色彩丰富、香气扑鼻、味道鲜美、造型别致的食物可以使人体产生条件反射，分泌大量的消化液，引起旺盛的食欲，促进食物的消化吸收。另外，科学地加工食物，可以避免破坏食物中的维生素。

2. 创造良好的就餐心情与就餐环境

就餐时保持愉快、舒畅的心情有益于人体对食物的消化和吸收。因此，就餐时应保持愉快的情绪，避免考虑复杂、忧心的问题，纠正在就餐时讨论问题、安排工作的不良习惯。可以在就餐时播放一些悦耳的音乐。另外，就餐时有一个优美的环境，光线充足，温度适宜及餐桌、餐具干净整洁等，都能促进食欲。

3. 适量运动

生命在于运动，运动有助于食物的消化、吸收。散步、慢跑、太极拳、气功、舞蹈等都是食欲缺乏患者的良好选择。慢跑是一种与呼吸相结合的运动。慢跑时配合深呼吸，吸气时，想象宇宙中的真气通过全身的毛孔被吸入体内，呼气时，想象全身的病气、浊气、疲劳之气通过毛孔被排出体外。呼吸要与跑步的速度相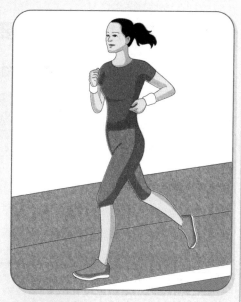结合，不宜太快。慢跑有助于加强内分泌系统的功能，进行全身性调理。跑步时，舌尖应始终抵住上齿龈，当口中出现唾沫时，表明内分泌系统已经活跃，可将口水分几次吞咽。慢跑时，身体上下起伏不要太大，保持平稳。

行走锻炼也可促进食物的消化，行走时脚跟先落地，采用深呼吸。吸气时，想象宇宙中的真气通过全身的毛孔被吸入体内；呼气时，想象全身的病气、浊气、疲劳之气通过全身毛孔被排出体外。呼吸要与走路的速度相结合，不宜快走。这样可以使换气自然，有利于促进胃肠的消化吸收。脚跟先落地，可以调动肾经经气，有强肾固本的作用。

4. 饮食要有规律

社会生活节奏越来越快，现代人的作息难以规律，但不管怎

第一章
第二章
第三章
第四章
第五章
第六章
第七章

第一章  脾为后天之本，养生重养脾

样，在进食上必须要做到定时、定量、定质，不能因为工作繁忙而在饮食上马虎，饮食不规律对人体健康是无益的。而合理的饮食习惯可形成条件反射。坚持定时进餐，到了进餐时间，人体就会产生食欲，分泌多种消化液，有利于吸收食物中的各种营养素。

老人长期食欲缺乏需要注意什么

随着年龄的增长，老人舌头上的味蕾会逐渐退化，味蕾的退化会造成老人吃东西没味；老人的消化功能也会慢慢减退，导致胃寒，引起食欲缺乏。有时，老人服用过多的清热药（如黄连等），也会导致胃口不佳、食欲缺乏。如果老人长期食欲缺乏，可采用以下方法进行调理：

●若是因消化系统功能下降而导致吸收不好以及消化不良，可以选择陈皮、山楂、神曲等健胃消食的药物。将陈皮切成丝用开水沏后当茶饮；新鲜山楂则可以当零食吃，干山楂可以泡水或者煮汤喝；神曲可以用来冲水，也可以用于熬汤。老人如果能在饭前半小时左右，喝一杯山楂汁或陈皮茶，效果会更好。

●老人如果特别怕吃生冷或油腻的食物，则可能是胃里寒气太重，可以选择有温胃散寒、刺激味觉、增强食欲、减少油腻作用的生姜作为菜品的调料。生姜能够用于菜肴中，也可以做成姜汤喝。

●平时多按摩足三里穴，这也是提高脾胃功能的方法。足三里穴位于小腿外侧，犊鼻下3寸，犊鼻与解溪连线上。按摩时，将拇指指腹按于足三里穴处，用力按压，然后推拨筋肉，连着做7次，左右两侧交替进行。用手掌自上而下搓擦腿部，

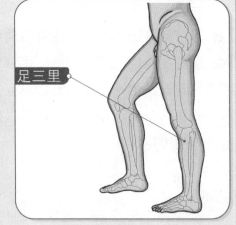

足三里

同样也能够起到健脾和胃、促进消化吸收、增加食欲的作用，持续搓擦1～3分钟。

胃灼热感，脾胃不和的表现之一

提起胃灼热感，想必不少人都有过这样的感受，感觉胸骨后心窝处有烧灼感，甚至感觉吃下的东西好像就要从胃里翻涌出来一样，不过人们大多并没有将这种症状放在心上。实际上胃灼热感可能是脾胃不和的一种表现，如果经常出现胃灼热感并伴有胀痛等症状，就要提高警惕了。

胃灼热感是由于胃内容物反流回食管，刺激食管黏膜，产生烧灼的、不舒服的感觉。引起胃灼热感的原因有很多，例如过多地食用麻辣、油腻的食物，吸烟喝酒等，这些不良习惯都会引起胸骨后烧灼感。

对大多数人来说，胃灼热感的产生多是由于进食过快或过多，但是，有些人即使非常注意饮食也会经常出现胃灼热感，还有一些人在进食某些特定的食物后会出现这种现象。这是因为某些食物可以使食管下段括约肌松弛或胃酸分泌增多，进食了这样的食物后就会导致胸骨后烧灼感。

对多数人尤其是年轻人来说，胃灼热感的症状虽然很严重，但是常常是一次性的，很少反复发作。但对于很多老年人来说，由于消化系统功能的减退，即使他们在日常生活中非常小心，这种症状也会常常伴随着他们。天气变冷、饭菜稍凉、进食不易消化的食物等，都会使他们出现这种症状。

第一章
第二章
第三章
第四章
第五章
第六章
第七章

这种症状虽然不会像癌症那样威胁生命，但任其发展，也会影响人体健康。要避免出现胃灼热感应做到以下3点：

1. 改变不良生活习惯

改变不良生活习惯是避免胃灼热感的关键。如进食不要过快、过饱，饭后不要马上躺下或弯腰，尽量少吃或不吃刺激性食物，如茶、咖啡、糖果、油炸食品、辣椒、烈性酒或高脂肪食物等，虽然这些食物不会直接引起胃灼热感，但它们刺激性太强，也应少吃。另外，平时要劳逸结合，避免久坐，多参加体育运动，保持积极、乐观、平和的心境。

2. 采取正确的睡眠姿势

绝大多数情况下，胃灼热感的出现都是由于胃内容物向食管反流导致的。症状出现时，如果我们采取不正确的姿势休息，就会加重症状，而有一种姿势是可以缓解胃灼热感的，那是什么样的姿势呢？有胃灼热症状的患者在休息时宜采取头高脚低的体位，使上半身抬高10°~15°，借助重力的作用，可以使反流到食管里的胃内容物，再回到胃内，这样有助于缓解症状。而如果采取平卧体位，由于没有重力的影响，反流到食管里的胃内容物会在食管内长时间停留，酸性的胃内容物对食管黏膜的损伤会更严重，因此，有胃灼热感的人在睡眠的时候不宜采取平卧体位。

3. 药物治疗

如果上面的方法还不能奏效，你可以选择一些抗酸药物，如氢氧化铝凝胶、碳酸钙片等，这些药物可以中和胃酸，快速消除胃灼热的症状。但是，长时间服用这些药物会造成便秘或腹泻。

如果胃灼热感出现频繁且持续的时间也比较长，千万不可大意，不要以为是饮食不当或上了年纪就掉以轻心，这时应该去医院做检查，以免延误病情。

🪭 恶心呕吐，事出有因话健康

恶心为上腹部不适和紧迫欲吐的感觉。恶心严重者，可有迷走神经兴奋的表现，如皮肤苍白、心动过缓或过速、血压下降等。呕吐是指胃内容物经食管、口腔的一种剧烈的排出过程。呕吐是人体的一种本能，是一种保护性反射，可将已食入胃内的有害物质排出体外。但剧烈、频繁的呕吐会妨碍进食，使胃液大量流失，甚至导致水、电解质紊乱及代谢性碱中毒。呕吐剧烈者甚至可发生食管贲门黏膜撕裂而呕血。长期呕吐者常伴有营养不良。呕吐多以恶心为先兆。呕吐中有声有物谓之"呕"，有物无声谓之"吐"，有声无物谓之"干呕"或"哕"。恶心、呕吐可同时出现，也可单独发生。

恶心、呕吐是脾胃病常见的临床症状，引起恶心、呕吐的原因复杂多样，主要有以下几种：

1. 疾病因素

许多疾病都可引起恶心、呕吐，如食物中毒、慢性胃炎、消化性溃疡活动期、急性胃肠炎、急性胃肠穿孔、幽门梗阻、急性胃扩张、胃扭转、急性阑尾炎、机械性肠梗阻等消化系统疾病，颅内高压，如颅内占位性病变也会出现恶心呕吐症状，恶心呕吐的病因多样，需视临床情况判断。

2. 条件反射

日常生活中有许多因素可以引起恶心或呕吐，如当闻到某些难闻

第一章
第二章
第三章
第四章
第五章
第六章
第七章

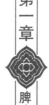
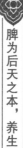

第一章　脾为后天之本，养生重养脾

的气味，或见到一些污秽的东西时，会感到恶心，甚至会呕吐；在颠簸的船上，许多人都会发生恶心、呕吐；当会厌部受到刺激时也会引起恶心的感觉；当精神过度紧张或疲乏时，也可能出现恶心、呕吐的症状。但是所有这些呕吐都不会对身体造成危害，当去除外界引起呕吐的原因后，呕吐很快就会停止。

3. 妊娠呕吐

怀孕早期的孕妇大都有恶心呕吐反应，一般出现在停经40天左右，于孕12周前后反应消退，对生活、工作影响不大者，无须处理，若呕吐频繁，需及时就诊，以免出现并发症，危及生命。

呕吐的原因多样，那么我们如何进行辨别呢？酒精性胃炎的呕吐常于清晨发生；胃源性呕吐常与进食、饮酒、服用的药物有关，常伴恶心，吐后感觉轻松；喷射样呕吐常见于颅内高压，吐后不感觉轻松；呕吐物如为大量，提示幽门梗阻、胃潴留或十二指肠壅积症；心脏病、尿毒症、糖尿病酮症酸中毒、颅脑疾患或外伤等所致的呕吐，常有相应指征提示诊断。出现恶心呕吐症状时主要的是分析呕吐的病因，再针对病因进行处理，不要盲目止吐。下面我们针对不同的情况采取不同的应对措施：

●不恶心单纯呕吐，胃内容物急剧而有力地喷出，并且经常发作，呕吐后胃内也不感觉轻松，这种情况多为中枢神经性疾病所致，常见于脑炎、脑膜炎、脑肿瘤、脑出血等疾病。持续性高热也可引起此类呕吐，此类患者应立即去医院就诊，切勿擅自用药。若呕吐反复，呕吐物不酸腐，量也不多，吐后不影响进食，这种呕吐多与精神因素有关，常见于胃肠神经官能症。治疗这类呕吐，重要的是调节自己的心理，对呕吐有正确的认识，也可采用深呼吸的方法止吐。用陈皮、生姜、苏叶、枇杷叶各10克，水煎服，有助于治疗这种呕吐。

●先恶心接着发生呕吐，吐后感到胃内轻松，多为胃源性呕吐。这种恶心、呕吐若伴有胃胀、嗳腐吞酸，多为进食太多导致的消化不良，这时可服用一些消食导滞的食物，不必特殊处理。如果恶心、呕吐又伴有胃痛，多为急性或慢性胃炎，可用调理脾胃的中药和抗生素治疗。若呕吐伴有剧烈腹痛及腹泻者，有可能是食物中毒，这种情况应及时送往医院救治。如果恶心频频发作，时见呕吐，呕吐物中混有胆汁，吐后不觉轻松，甚至胃中已排空仍干呕不止者，这种呕吐常见于腹腔脏器急性炎症，如胰腺炎、胆囊炎和病毒性肝炎等，对这种呕吐不可掉以轻心，也应及时去医院就诊。

●经常恶心呕吐但不严重者，多为慢性炎症所致，需根据致吐病因进行治疗。伴有眩晕的恶心、呕吐多由运动病或梅尼埃病引起，可服用镇静药及颠茄类药物，待眩晕消除，呕吐即止。另外，用生姜10克，天麻、茯苓、白术、党参、半夏各15克，水煎服，对治疗这种伴有眩晕的恶心、呕吐也有很好的疗效。

●对恶心、呕吐伴有厌食、疲乏，甚至出现黄疸的患者，应该提高警惕，与病毒性肝炎相鉴别，需及时就诊。

总之，恶心与呕吐的症状在生活中十分常见，多因脾胃不和所致，也可因消化系统以外的全身性疾病导致。要想对此症状做出正确的诊断，需要去医院进行全面系统的检查。反复和持续的剧烈呕吐多会引起严重并发症，故应予以重视，及时到医院就诊。

🪭 腹胀，可为多种疾病的"求救"信号

日常生活中，不少成年人会有上腹胀满、饭后加重、胃隐痛的症状，并常伴有食欲减退、打嗝、恶心，这部分人做胃镜和胃黏膜活检常可确诊为慢性胃炎。经常上腹胀满的特点是生食、冷食、多食、生气、劳累、上腹着凉后或夜间症状加重，打嗝、排气也不能缓解，严重时甚至两肋疼痛。

如果下腹胀满并伴有肠鸣、腹泻、大便不成形、大便次数多、受凉后腹痛，这些症状多属于慢性肠炎，抗生素治疗效果不明显。经常胃腹胀满是因为胃肠虚弱，对食物消化、吸收、转化、利用的能力下降，胃肠消化酶分泌量减少、活性降低，摄入的食物不能被

第一章
第二章
第三章
第四章
第五章
第六章
第七章

正常消化吸收，滞留在胃肠道内发生异常酵解，产生气体。治疗腹胀可以选用合适的西药和中药在促进消化吸收的基础上，促进消化酶的分泌，恢复人体对食物固有的消化、吸收、转化和利用的能力。

引起腹胀的疾病很多，常见的有胃扩张、幽门梗阻、肠梗阻、肠麻痹性便秘、吸收或消化不良、胃肠神经官能症、急性肠炎等，均可出现腹胀。对于腹胀，一般可采取以下措施：

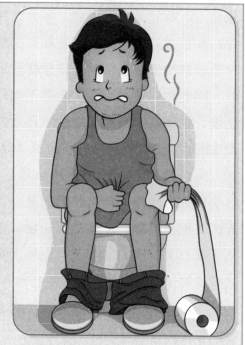

● 热敷腹部，刺激胃肠道的蠕动帮助排气。少吃具有产气、收敛、黏腻的食物，如扁豆、江米、黄豆、莲子、大枣、石榴等；多吃具有理气作用的食物，如萝卜、橘子等。

● 按摩肚脐周围，应按顺时针、逆时针方向各按摩20次，如此反复15分钟左右。

● 试用一些助消化或促进胃肠蠕动的药物，可以缓解腹胀。

养好脾胃，才能享用天下美食

我国的饮食文化博大精深，享受美食可谓是人生一大乐事。不过，并不是所有人都有这样的福分，如果脾胃功能不良，或者由于饮食不节导致脾胃"罢工"，可能就没有福分享受美食了。因此，专家提醒，要想拥有好胃口，尝遍天下美食，就要先养好脾胃。那么，想要享用美食，日常生活中也应有所注意。

1. 晚餐要尽量清淡

蜂蜜鳗鱼、酥油蜂蜜、蜜制酒心冰激凌、乐山嫩豆花……面对这些美食，许多人都会跃跃欲试。但从健康的角度来说，这些美味的食物大多不太适合在晚餐食用。通常情况下，晚餐过后人体的新陈代谢会逐渐下降，如果晚餐吃得太过油腻、太饱，增加肠胃的负担，长此以往会导致脾胃虚弱。另外，从中医的角度来说，胃不和，则卧不安。如果胃肠负担过重，也会在很大程度上影响夜间的睡眠。所以，建议晚餐要尽量清淡，而且要遵守"晚餐吃少"的原则。想吃美食的话，可以考虑中午的时候吃，吃完之后要做适当的运动，增强胃肠蠕动，帮助消化。

2. 常吃山药常喝粥

平时喜欢享用美食的人们可以通过食疗来健脾养胃。尤其是在春季，可以多吃莲子、山药、百合、大枣等健脾养胃的食物，这些平甘温补的食物可以让脾胃更为活跃，缩短食物在胃肠堆积的时

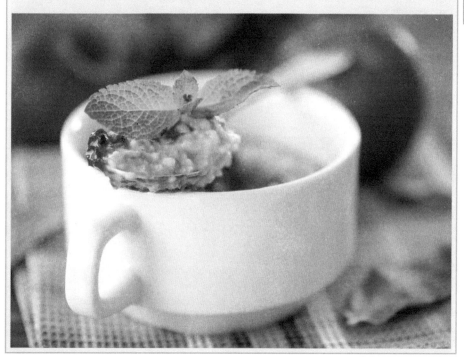

第一章
第二章
第三章
第四章
第五章
第六章
第七章

第一章

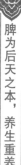

脾为后天之本，养生重养脾

间，有助于预防高脂血症、高血压。萝卜鲫鱼汤有健脾益胃的功效。百合糯米粥有治疗胃痛心烦的功效，还有助于睡眠，适合忙碌的上班族。

食补健脾要分清体质

很多食物都有健脾的功效，但是如何进行食补还需要看个人的体质。湿热体质的人要先清热利湿再健脾胃；痰湿体质的人须先祛痰湿再健脾；气虚体质的人则需要用一些健脾益气的食材，因为气虚的人健脾之后才会有"气"；阴虚体质的人要以养胃阴为主；而阳虚体质的人不单单需要用食材、药物来补益，还要多晒太阳、多运动，以达到调脾胃的目的。

❤温馨提醒

对于脾胃不好的人来说，心态的调整非常重要，在进行药物治疗的同时一定要保持良好的心态，切忌伤心、生气，以免造成心因性的脾胃不良。

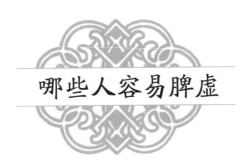

哪些人容易脾虚

女 人

气血是保证女性容颜美丽的重要的物质基础。中医有"女人以血为本，以血为用"的说法。女人要经历月经、妊娠、分娩、哺乳等特殊生理期，耗损气血较多，如果不能及时补充气血，很容易出现气血亏虚的情况，而脾胃为气血生化之源，女人自然也就容易脾虚。

儿 童

儿童在生理、病理上有很多与成人不同之处。中医学认为，小儿在生理上有"脏腑娇嫩，形气未充"的特点，意思是说小儿时期机体各系统和器官的形态发育都未成熟，生理功能都是不完善的，较成人娇嫩。从脏腑娇嫩的生理特点来说，五脏六腑的形气皆属不足，但其中以肺、脾、肾三脏更为突出。《万密斋医学全书》指出小儿"肺常不足，脾常不足，肾常虚"。小儿肺脏娇嫩，卫外不固；脾胃之体成而未全，脾胃之气全而未壮；气血未充，肾气未固。小

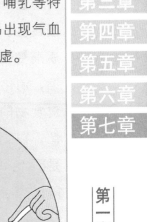

第一章
第二章
第三章
第四章
第五章
第六章
第七章

儿御邪抗邪能力转弱，一方面是由于孩子五脏六腑成而未全，另一方面则是因为孩子不仅与成人一样，需要维持正常的生理活动，而且处于生长发育阶段，肺、脾、肾必须满足这一特殊时期的生长需求。因此，出现了相对薄弱的生理功能与相对较多的生长发育需求之间的矛盾，这就是孩子较成人更易出现水痘、积食等疾病的原因。

老年人

牙齿松动、脱落，味觉减退；胃肠道平滑肌开始萎缩，弹性下降，蠕动变慢，食物在胃肠道中行进（消化）速度减慢，易于滞留；同时，胃黏膜逐渐变薄，消化腺也逐渐萎缩，消化液分泌减少，对食物的消化能力降低，以上这些症状都是因为人到老年后，体内的各个器官都在慢慢地衰老，生理功能下降，消化系统也不例外。这些生理变化造成了老年人的脾胃功能逐渐减弱，从而出现上述的种种不适。有些老年人在年轻时期过于劳累，或者饮食上没有注意调理，时间久了就会损伤脾胃，更加重了脾胃的虚弱，因此老年人容易脾胃虚弱。

办公室上班族

办公室上班族们基本上都是每天坐至少8小时，工作之余运动量也很小，回到家里这部分人也懒得运动，能坐着就不站着，能躺着就不坐着的懒习惯使周身气血运行缓慢，肌肉松弛无力，从而引发一系列身体疾病，《黄帝内经》也说过"久坐伤肉"，久坐伤肉中

"肉"指的就是肌肉，脾主肌肉，因此，久坐使气机郁滞，影响脾的功能。若再加上经常熬夜、三餐不定时或不节制，且常吃得油腻，这样的人脾胃功能一般都不好。"动则生阳"，办公室一族要想远离脾虚，就应该多运动，养成良好的生活习惯，这样脾胃才能健康。

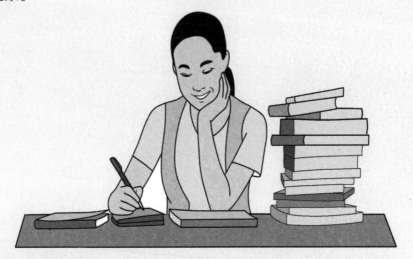

第一章
第二章
第三章
第四章
第五章
第六章
第七章

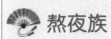 熬夜族

经常熬夜的人大多脾虚。如果经常熬夜，睡眠不佳，再加上喜欢吃油腻的食物，这样的人很容易导致脾虚，也就是消化功能会变差，无法运化水湿，且水湿又会反过来加重脾虚的症状。舌苔白、舌质嫩，伴有齿印是脾虚的一般表现。

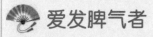 爱发脾气者

爱发脾气者一般肝气过盛，而肝气过盛就容易损伤脾胃，肝属木，脾属土，肝木旺，脾土伤，这是中医五行学说的观点。肝旺就会使血液耗散在外，从而导致脾胃供血不足，脾虚也会日益严重。而脾虚也会导致气血生化不足，食物消化吸收不良，体内湿浊寒气堆积。

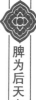

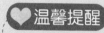

温馨提醒

　　要想养好脾胃，健康的生活方式是关键。脾虚的人大都是生活、工作压力过大的人，在生活、工作中一定要学会健康的生活方式，循序渐进，从而调理脾胃。

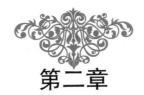

第二章

智慧养生，养脾是一个系统工程

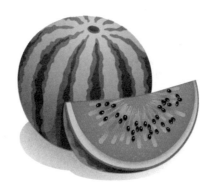

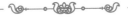

　　养生不仅要养脾，而且在养脾的同时，还应该注重养护其他脏腑，要对脾与其他脏腑的病理关系有一个清晰的认识。另外，中医也认为人体的五脏六腑关系密切，任何一个脏腑出现问题，都会导致其他脏腑出现病症。

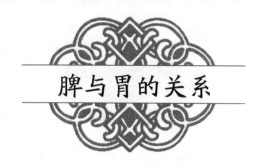

脾与胃的关系

脾与胃的关系

1. 纳运相得

《诸病源候论·脾胃诸病候》中记载："脾者藏也，胃者腑也，脾胃二气相为表里，胃受谷而脾磨之，二气平调则谷化而能食。"《景岳全书·脾胃》中说："胃司受纳，脾主运化，一运一纳，化生精气。"胃的受纳和腐熟都是在为脾的运化奠定基础；脾主运化，消化水谷，转输精微，为胃继续纳食提供能源。只有两者密切配合，才可以消化饮食、输布精微、发挥供养全身之用。

2. 升降相因

脾的运化功能，不仅包括消化水谷，而且包括吸收和输布水谷精微，脾胃居中，为气机上下升降之枢纽。"脾气主升"，指脾气的上升和转输作用，将胃肠道吸收的水谷精微和水液上输于心肺，通过心肺的作用化生气血，以营养濡润全身。若脾气虚衰或被湿浊所困，上升和转输功能失常，则致水谷精微和水液的输布运行失常，气血的化生和输布障碍，人体各脏腑组织得不到气血津液的滋润、濡养和激发、推动的作用而失去正常功能，出现各种病变。"胃气主降"，胃主受纳腐熟，以通降为顺，胃将受纳的食物初步消化后，再向下传送到小肠，又通过大肠使糟粕秽浊排出体外，以达到保持胃肠虚实更替的生理状态的目的。故脾胃健旺，升降相因，都是胃主受纳、脾主运化的正常生理状态。

3. 燥湿相济

脾为阴脏，阴脏主藏而不泻。脾的本性偏于湿，因此，才可以像江河那样运化水谷精微。胃为阳腑，阳腑主泻而不藏。胃的本性偏于燥，因此才可以像烘衣服那样腐熟消磨已经受纳的食物。因此，脾主湿，脾气弱则人体寒湿的现象就明显了；同样道理，胃主燥，胃气弱则人体燥热的现象就明显了，嘴唇干裂就是胃气弱的原因。只有燥湿相济，脾胃功能方能正常，而饮食水谷才能被消化吸收。

怎样既能养脾又能养胃

1. 保持心情舒畅

养脾健胃先要保持良好的情绪。据研究，不良情绪可导致食欲下降、腹部胀满、嗳气、消化不良等，而良好的情绪则有益于脾胃的正常功能。

2. 调节饮食

三餐定时、定量，不暴饮暴食。饮食宜清淡，以素食为主、荤素搭配。要常吃蔬菜和水果，以满足机体的需求和保持大便通畅。少吃有刺激性和难于消化的食物，如油炸、干硬和黏性大的食物；忌吃辣椒、芥末、咖喱等味重食品；忌饮浓茶、咖啡、烈性酒等刺激性饮料；少食咸菜、咸鱼、咸肉等腌制食品及

第一章
第二章
第三章
第四章
第五章
第六章
第七章

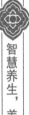

甜食；慎用柠檬、话梅等过酸食品等，生冷的食物也要尽量少吃。

3. 适量运动

保养脾胃要注意适量进行体育锻炼，如散步、慢跑、太极拳等。适量的体育锻炼能增强脾胃功能，使胃肠蠕动加强，消化液分泌增加，促进食物的消化和营养成分的吸收，并能改善胃肠道的血液循环，促进其新陈代谢。还可在晚间睡觉前，躺在床上用两手按摩腹部，来回按摩约40遍，可以助脾运，除积滞，通秽气，对脾胃有良好的保健作用。

4. 注意保暖

俗话说："十个胃病九个寒。"这确是经验之谈。因此，注意保暖对养好脾胃十分重要。在春秋气候变化无常时，脾胃虚寒者要注意保暖，避免受冷；脾虚泄泻者可在脐中贴暖脐膏，同时还应少吃生冷瓜果等，如感到胃脘部发冷，可及时服用生姜茶。

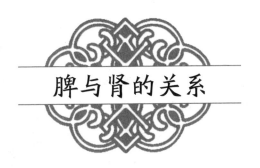

脾与肾的关系

 脾与肾的关系

1. 肾阳不足则脾阳不振

脾的运化必须有肾阳的温煦推动，才能健运，因为肾阳是人体生命活动的原动力，且肾主水、藏精，必须要有脾运化之精微不断地滋养。如果肾阳不足，不能温煦脾阳，则脾阳不振，脾运化无力，临床上就会出现腹胀、纳呆、形寒肢冷、水肿、便溏等脾肾阳虚之症。

2. 脾虚则肾精不足

中医学认为，脾虚则会出现肾精不足的症状。肾中精气有赖于水谷精微的充养，才可以不断地充盈，且脾主运化，为后天之本，肾主藏精，为先天之本，脾之运化要借助于肾阳的温煦。

总之，脾肾之间是相互资生、相互促进的，在病理上也是相互影响、互为因果的。如果肾阳不足，就不能温煦脾阳，其症状为腹部冷痛、下利清谷，或五更泄泻、水肿等症；若是脾阳久虚，就会损及肾阳，形成脾肾阳虚之证。

怎样才能养脾又养肾

就算没有时间进行专门的健身训练，也要每隔一小时就站起来伸伸懒腰或者做做简单的伸展运动，年长者可以选择打太极拳。"动则不衰"，健脾养肾主要的方法是"多动"。

第一章
第二章
第三章
第四章
第五章
第六章
第七章

方法 1

按摩腹部。方法是，站姿，将双手交叠置于肚脐上，吸气、挺胸、上体微微向后仰，接着吐气、缩胸、弯腰，双手用力按压腹部，每次按压20～30下，量力而行，可配合腹肌收缩按摩腹部脏器。也可以双手交叠盖住肚脐，上下左右画圈按摩腹部100～200下。本法能防治各脏腑疾病。需要注意的是，便秘者宜顺时针摩腹，腹泻者宜逆时针摩腹。

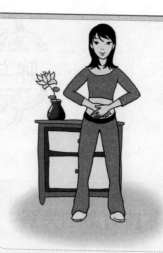

方法 2

鸣天鼓。方法是，双手掌相搓，使掌心产生热量，然后两手掌分别按于两耳，掌心对准外耳道，手指并拢贴于两鬓；两掌轻轻用力，对两耳做缓慢的重按，再缓缓地放开。接着中指与食指交叉，食指在上，中指在下，用食指快速滑下弹击脑后两骨作响。本法有补肾荣耳之功，并可防治耳病，提高听力。

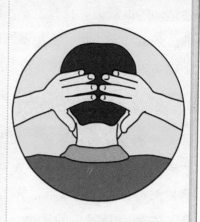

方法 3

蹲马步。方法是，双脚打开约两倍肩宽，微蹲马步，双手握拳置于腰间，身体上下起伏，保持上体挺直，再深蹲马步，注意膝盖不能超过脚尖，每次维持动作1～2分钟。蹲马步可以视自身耐力，量力而行，可巩固下盘，增强双下肢肌力，以促进肠胃蠕动。

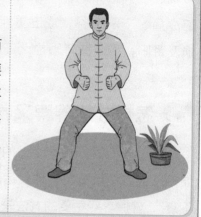

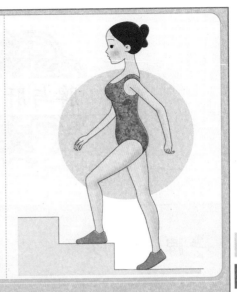

方法④

利用上下楼梯开展锻炼，开始的时候一步一阶梯，然后逐渐过渡到一步两阶梯，上下往返，每天锻炼10分钟左右，每天3次。速度由慢到快，使心率保持在每分钟120次左右。

除了上述方法外，我们也可以通过食疗以健脾补肾，下面推荐两个简单易行的食疗汤方：

健脾补肾汤

【原料】党参、白术、川续断、淫羊藿、白花蛇舌草、枸杞子各15克，黄芪30克，茯苓、虎杖各10克，黄精、怀山药各20克。

【做法】将以上诸药用水煎服，水煎2次，混匀分2次服，每日服1剂，2个月为1个疗程。

【功效】健脾补肾，养肝祛邪。适用于慢性乙型肝炎、慢性及迁延性肝炎、早期肝硬化、肝功能长期异常而证属脾肾两虚者。

健脾补肾猪尾汤

【原料】猪尾1条，黑豆150克，大枣12枚，陈皮1块，精盐适量。

【做法】将陈皮、黑豆浸洗干净，并将黑豆用干锅炒至皮裂，过清水沥干备用；猪尾去毛斩件、洗净，连同其他材料洗净一并放入煲内加水煮开，改用文火煲3小时，下精盐调味后就可以饮用了。

【功效】健脾补肾。

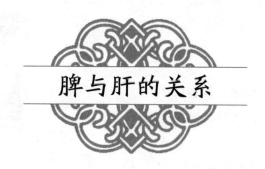

脾与肝的关系

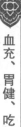 **脾与肝的关系**

中医学认为，肝属木，脾属土，在五行学说中，肝木克脾土，也就是说肝对脾发挥着调节、制约的作用。脾主运化，人体摄入的食物，必须经过脾胃的共同作用，才能使水谷化为精微并输送到全身各脏腑组织器官，但脾胃的消化吸收功能与肝的关系极为密切。肝主藏血，贮藏和调节全身血量，脾主统血，为气血生化之源。肝脾两脏在血液方面有着较为密切的联系。

生　理		病　理	
脾气健旺 ——— 生血养肝		肝气郁结 ——— 脾失健运	
脾 ←——————————→ 肝		肝 ←——————————→ 脾	
肝气调达 ——— 助脾运化		脾不健运 ——— 肝血不足	

肝脾关系示意图

肝与脾主要是疏泄与运化、生血与藏血的关系。脾的运化有赖于肝气的调达，而肝的功能又需脾胃化生精微来供养。若脾失健运，生血乏源，可致肝血不足；若肝气郁结，疏泄失职，影响脾胃升降，运化失司，可致"肝脾不和"；若脾胃湿热，上蒸肝胆，使肝胆疏泄不利，可以引起黄疸。由此可见，肝病可传脾，脾病可及肝，二者互相影响。

怎样既能养脾又能养肝

1.春季要减酸增甘

春天肝旺，容易克伐脾土而引起脾胃病，而酸味是肝之本味，故此时应减酸味，增甘味。唐代名医孙思邈就曾说："春日宜减酸增甘，以养脾气。"饮食宜清淡可口，忌油腻、生冷及刺激性食物。春季补脾养肝的食物有山药大枣粥、百合粥、地瓜粥、菇类、兔肉、牛肉、羊肉、鳝鱼、萝卜、黄豆、紫菜等。

2.保持良好情绪

春天肝气升发太过，会引起脾胃病复发。而肝的功能又与人的精神情志关系密切，因此我们必须学会自我调控情绪，及时宣泄不良情绪，以免伤及肝、脾。

3.起居有常

健脾胃首先要规律饮食，忌食生冷的食物；而养肝则先要保证充足良好的睡眠，与此同时，养肝健脾还要考虑个人的体质情况和时节的差异。适当锻炼、合理饮食都是健脾养肝的关键。

第一章
第二章
第三章
第四章
第五章
第六章
第七章

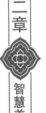

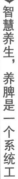

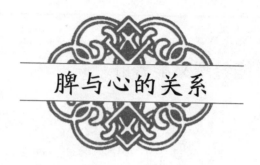

脾与心的关系

 脾与心的关系

1. 血液生成

脾主运化，是气血生化之源，而心主血脉又生血。水谷精微通过脾的转输升清作用，上输心肺，贯注心肺而化赤成血。而脾的运化功能又有赖于心血的不断滋养和心阳的推动，并在心神的统率下维持着正常的生理活动。脾气健运，化源充足，则心血充盈；心血旺盛，脾得濡养，则脾气健运。

2. 血液运行

血能正常运行不致脱陷妄行，有赖于心气的推动以维持血行通畅，又需要脾气的统摄以使血行脉中。血液的正常运行有赖于心气的推动和脾气的统摄，二者协调，血液才能循经运行而不溢于脉外。

怎样既能养脾又能养心

下面的食疗方有助于养心益脾：

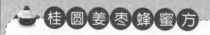 桂圆姜枣蜂蜜方

【原料】桂圆肉、大枣、蜂蜜各250克，姜汁适量。

【做法】将大枣洗净，与桂圆肉一同放入锅内，加水适量，置武火

上烧沸，改用文火煮约半小时，加入姜汁、蜂蜜搅匀，煮沸，起锅，待冷后装入瓷缸或瓶内，封口待用。每日早晚空腹吃桂圆肉和大枣各6～8粒并饮服汁液30毫升。

【功效】益脾胃，养心血。适用于心脾两虚所致的食欲缺乏、心悸怔忡、面色萎黄、健忘失眠等症。

🍵 茯苓桂圆粥

【原料】茯苓30克，桂圆肉、粳米各100克，白糖适量。

【做法】先将粳米淘洗干净，放入砂锅中，加适量水，再放入桂圆肉、茯苓共煮成粥，调入白糖即成。

【功效】益心脾，安心神。适用于失眠、健忘、心悸、贫血等症。

【注意】外感表证初起、热证所致的痰黄稠者忌用。

🍲 莲子百合猪肉汤

【原料】莲子、百合各50克，猪瘦肉250克，葱、姜、料酒、精盐各适量。

【做法】先将莲子去皮、心，洗净；百合择洗干净；猪瘦肉洗净后切成小块。将莲子、百合、猪肉同放砂锅内，加适量水及葱、姜、料酒，武火烧沸，再用文火煨炖1小时，加适量精盐调味即可。

莲子

【功效】养心神，益脾胃。适用于心脾不足所致的失眠、心悸，肺阴虚所致的低热干咳，以及病后体虚等症。

🍲 山药莲子葡萄汤

【原料】山药（切片）、莲子肉、葡萄干各50克，冰糖少许。

【做法】将山药、莲子肉、葡萄干同煮成粥，或同蒸烂成泥，加冰

第一章
第二章
第三章
第四章
第五章
第六章
第七章

第二章 智慧养生，养脾是一个系统工程

糖食之。

【功效】益脾养心。适用于心脾两虚所致的腹胀便溏、怔忡心悸、面色萎黄、乏力倦怠、形体消瘦等症。

桂圆萝卜粥

【原料】桂圆肉15克，胡萝卜30克，粳米60克。

【做法】胡萝卜洗净切小块，粳米淘洗干净，与桂圆肉一同放入砂锅内，加适量水，先以武火煮开，再用文火煮成粥。

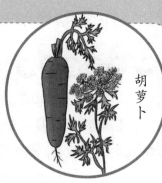

胡萝卜

【功效】养心安神，健脾补血。适用于失眠、健忘、心悸、贫血等症。

【注意】凡风寒感冒、恶寒发热或舌苔厚腻者忌用。本品须热食、适量，若服用量过大会引起中满气壅。

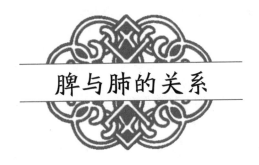

脾与肺的关系

 脾与肺的关系

脾与肺的关系主要表现在气的生成和津液的输布两个方面。

1. 气的生成方面

肺主气，脾益气，肺司呼吸而摄纳清气，脾主运化而化生水谷精微，上输于肺，两者结合化为宗气（后天之气）。宗气是全身之气的主要物质基础。脾主运化，为气血生化之源，但脾所化生的水谷之气，必赖肺气的宣降才能敷布全身。肺在生理活动中所需要的津气，又要靠脾运化的水谷精微来充养，故脾能助肺益气。因此，肺气的盛衰在很大程度上取决于脾气的强弱，故有"肺为主气之枢，脾为生气之源"之说。总之，肺司呼吸和脾主运化功能是否健旺与气之盛衰有密切关系。

2. 水液代谢方面

肺主行水而通调水道，脾主运化水湿，为调节水液代谢的重要脏器。人体的津液由脾上输于肺，通过肺的宣发和肃降而布散至周身及下输膀胱。脾之运化水湿赖肺气宣降的协助，而肺之宣降靠脾之运化以资助。脾肺两脏互相配合，共同参与水液代谢的过程。如果脾失健运，水湿不化，聚湿生痰而为饮、为肿，影响及肺则肺失

第一章
第二章
第三章
第四章
第五章
第六章
第七章

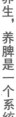

宣降而喘咳。其病在肺，而其本在脾，故有"脾为生痰之源，肺为贮痰之器"之说。反之，肺病日久，又可影响于脾，导致脾运化水湿的功能失调。

怎样才能养脾又养肺

中医专家给我们提出了几条既养脾又养肺的建议：

● 饮食不能过凉或过燥，要适量多吃雪梨、雪蛤、核桃、薏苡仁、银耳、玉竹、石斛、山药、扁豆、蜂蜜等食物。

● 精神上须保持神志安宁，尤其是在秋季，要减缓秋季萧条之气对人体的影响，收敛神气，以适应秋季容平的特征，从而不使神志外驰。

● "早卧早起，与鸡俱兴"。早睡，顺应阴精的收藏，以养"收"气，且晚上睡觉时注意肚腹的保暖；早起，以顺应阳气的舒长，令脾气得以舒展。居处适宜养脏，室内不仅要注意通风，而且要保持清爽干燥。

● 每天至少喝600毫升的水，特别要注意的是秋季经皮肤丢失的水分多，必须通过补水才能保持呼吸道的正常湿润度，但是要注意补水须多次少量。

● 按摩太白穴可以健脾补肺。太白穴为人体足太阴脾经上的重要穴位之一，相当于是通过健脾补肺。该穴位于足内侧缘，当第一跖骨小头后下方凹陷处，在取穴时，可以取仰卧或正坐位，平放足底。在按摩时要注意力度，以穴位处微微感到胀痛为宜，每天坚持按揉3～5分钟。

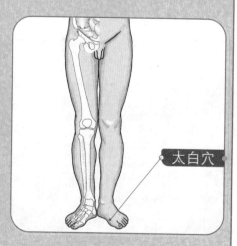

太白穴

另外，中医专家还推荐了3个适合健脾养肺的食疗方：

🍲 大枣莲子银杏粥

【原料】百合30克，莲子20克，大枣20枚，粳米100克，银杏15粒，冰糖适量。

【做法】将上述材料洗净沥干，备用，先把莲子煮片刻，放入百合、大枣、银杏、粳米煮沸，改用文火煮至粥稠时加入冰糖稍炖即成。

【功效】养阴润肺，健脾和胃。

🍲 香菇冬瓜球

【原料】冬瓜300克，香菇、鸡汤、淀粉、植物油、精盐、姜、味精、麻油各适量。

【做法】将香菇洗净，水发；将冬瓜去皮洗净后，再用钢球勺挖成圆球待用；姜洗净切丝；淀粉放入碗中，加适量水调匀成水淀粉，备用。锅内放入适量植物油烧热，下姜丝煸炒出香味，入香菇继续煸炒数分钟后，倒入适量鸡汤煮开；冬瓜球下锅，将熟时，用水淀粉勾芡，翻炒几下后，放入味精、精盐，淋上麻油，即可出锅。

【功效】补益脾胃，生津除烦。

🍲 薏苡仁炖猪蹄

【原料】薏苡仁200克，猪蹄2对，料酒、姜片、葱、精盐各适量。

【做法】猪蹄洗净切开，与薏苡仁一同放入锅内，加入少量水、料酒、姜、葱、精盐等；武火煮开后，文火慢煮2个小时左右，猪蹄烂熟即可。

【功效】补益气血，润肺健脾，化湿消肿。

♥ 温馨提醒

人体的五脏是息息相关、互相作用的，因此，调理脾胃是个系统的工程，无论是选择合理的药膳调养还是药物治疗，一定要尊重科学，合理用药，切忌"头痛医头，脚痛医脚"。

第一章
第二章
第三章
第四章
第五章
第六章
第七章

第二章 智慧养生，养脾是一个系统工程

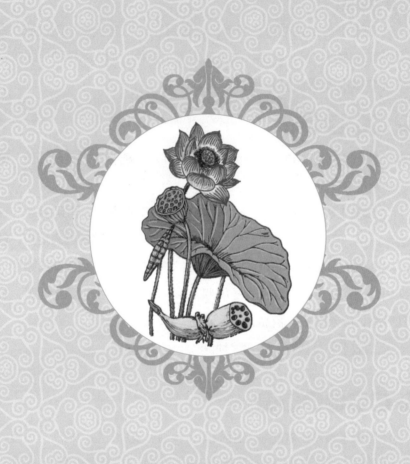

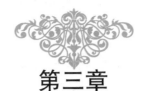

第三章

调养脾胃，会吃才能补益

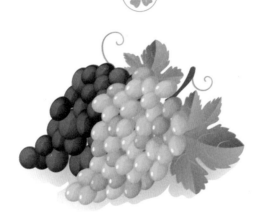

　　调养脾胃就不应忽视饮食中的养生学问，如果一个人在日常饮食中不注重调养脾胃，甚至饮食过量，过食生冷、油腻、辛辣的食物，导致脾胃受损，这样营养物质无法很好地输送到全身各处，以致人体元气衰弱，免疫力下降，甚至患上各种疾病。

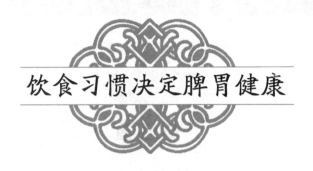

饮食习惯决定脾胃健康

 ## 适当多吃主食补充气血

如今，宴会聚餐时，我们看到的常见的现象是许多人只吃菜不吃主食，一直到"酒醉菜饱"之后，才想起主食，但是酒菜早就占满了肚子，服务员端上来的主食也吃不下了。长此以往，脾胃就会受到伤害。很多女性为了保持身材甚至每天不吃主食，认为吃蔬菜和肉食就已经足够，这样做对脾胃造成很大的伤害。不吃主食是现在多数人的饮食误区。

中医学认为，气血充盈，生命活力才可以旺盛，身体才会强壮，因为气血流通是人体正常的生理功能。要想脾胃和身体健康，就要先补养好气血。脾胃是化生气血的源头，而食物是补益气血的主要原料，反之，气血也可以支持、供养、调节脏腑的功能活动。气血受损，就会影响气机的运行，甚至脾胃升降功能及其枢纽作用也会受到抑制，使清

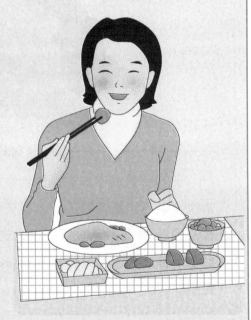

阳之气不能散布，后天之精不能归藏，且饮食水谷无法被消化吸收，废浊糟粕也无法排出，继而会产生多种病症。《素问·平人气象论》

中说："人以水谷为本，故人绝水谷则死，脉无胃气亦死。"那么，什么样的食物才可以补气血呢？其实就是我们平时吃的主食，也就是植物的种子，它们是具有精华、具有生气的食物，所以也有助于生成气血。人的生命是以饮食水谷为根本的，因此当断绝饮食水谷时，人的生命就会消逝。

适当多吃主食有助于补充气血。主食包括谷类、薯类，而谷类包括米、面和杂粮，薯类则包括土豆、甘薯等。成人每天因个人的工作量、体重、性别、年龄的不同，需求也不同。工作量大的工人一天要吃750克左右的主食，而工作量较轻松的女性每天食用主食150~200克就够了。须知成人每天应该吃150~750克的主食。把主食做成各种精致的面点，虽然在口感和口味上满足了人们的追求，但也不知不觉地增加了盐、糖的吸收，对健康无益。因此，主食的制作应力求简单，如全麦面包、荞麦面条，也可以用黑米、小米、燕麦、粳米制成混合米饭等，主食最好可以粗细搭配。

♥ 温馨提醒

不要吃过度加工过的精米白面，喜食精制米面的家庭要增加粗粮和杂粮的摄入，要选购标准米、标准粉，使之更加符合人体健康的需求，吃下去的五谷杂粮要能给身体提供足够的生成气血的原料，并且保持体内的气血阴阳的平衡。餐桌上也应该粗细搭配，品种多样，一顿饭中，主食要占总进食量的1/2，也就是说要有一半主食一半菜肴。

每天吃早餐，脾胃病不缠

如今很多上班族因为赶时间，就会省下吃早餐的时间，甚至还有人为能多睡会儿而不吃早餐。短期内不吃早餐可能不会对身体有什么影响，但如果长期如此，必然会给健康带来很大的威胁，要知道早餐是一天中很重要的一餐。

第一章
第二章
第三章
第四章
第五章
第六章
第七章

1. 不吃早餐的危害

我们的胃在睡眠中也会分泌少量的胃酸。早上，胃酸的浓度会达到高峰，如果不吃早餐，胃酸就会刺激胃黏膜，导致胃部不适，长此以往可能会引起胃炎、胃溃疡。

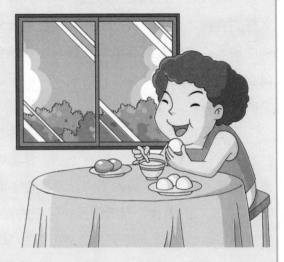

长期不吃早饭会导致身体的健康水平下降。长期不吃早餐的人群常见的症状有少气懒言、四肢乏力、困倦少食、不耐劳累、动则气短等。长此以往，就会导致皮肤干燥、起皱等，并加速人体的衰老。因为长期不吃早餐，人体就只能动用体内贮存的糖原和蛋白质。另外，不吃早餐，体内胆固醇的饱和度就会较高，容易产生胆结石。上午人体的阳气较为旺盛，所以食物很容易被消化。不吃早餐或吃得太简单根本不能为人体活动提供足够的能量和营养。有些女孩总是认为不吃早餐不仅省事，而且能减肥，但事实上早饭即使吃得多也不容易发胖。反而到了午餐、晚餐时，摄入的能量比消耗的能量多，身体自然容易变胖。这是因为机体消耗食物的能力下降，且又吃进较多高能量的食物。

2. 把零食当早餐不可取

很多人喜欢在家里放一些零食，以备不时之需，甚至早上起来后，由于时间紧张，往往就会顺手拿起零食当早餐。营养专家指出用零食充当三餐中重要的早餐是非常不科学的。零食多属于干食，对于早晨处于半脱水状态的人体来说，是非常不利于消化吸收的。临近中午的时候，血糖的水平就会明显下降，时间长了还容易导致营养不足、免疫力下降。

3. 早餐吃得太少不可取

部分人为了减肥，早餐会吃得特别少，甚至会用一个水果代替。这种早餐不但缺乏可供给大脑能量的糖原，而且缺乏能使人保持旺盛精力的蛋白质，长此以往就会引起多种营养素的缺乏，还会造成午餐、晚餐吃得过多。这样不仅达不到减肥的目的，而且会带来健康的隐患。因为这种缺乏营养的早餐很快就会被消化，使胃处于饥饿状态。

4. 边走边吃早餐不可取

边走边吃对肠胃健康是极为不利的，也不利于食物的消化和吸收，但是因为上班一族的早晨都是在匆忙中度过的，尤其是住所离单位远的上班族，他们的早餐一般都是在路上解决，小区门口、公交车站附近卖的包子、茶叶蛋、肉夹馍、煎饼果子等属于他们的第一选择，买上一份，边走边吃。在选择街边摊位的食物做早餐时，首先要注意卫生问题，其次是最好买回家或者到单位再吃。

5. 什么是合理的早餐结构

很多人认为牛奶和煎蛋这一搭配方式是理想早餐，但是科学研究证实，这两者的搭配虽然蛋白质、脂肪的供给量充足，却缺乏糖类的供给。这就使得人在上午的工作学习过程中缺乏活力。若早餐只吃馒头、面包等主食，或油条等含油脂过多的食物，则无法满足机体对营养物质的需求，还会影响消化和吸收。

合理的早餐结构应该是营养均衡的，蛋白质、脂肪、碳水化合物的比例应该是12：25：63。科学的早餐应该包括4种类别的食物，分别是：

- 糖类含量丰富的碳水化合物，如面包、馒头等。
- 新鲜蔬菜和水果，提供矿物质和维生素为主。
- 肉类、禽蛋类食物以及奶类和奶制品，提供蛋白质为主。

如果早餐包含上述3类食物，则是营养充足的早餐；而如果只有2类或2类以下的话，早餐的质量就算是较差了。

6. 早餐尽量吃新鲜的食物

早餐要尽量吃新鲜的食物，并且尽量不要吃前一天吃剩的蔬菜。有些家庭主妇常把前一天剩下的饭菜热一下当作早餐，她们认为这样不仅方便，而且营养丰富。但是需要知道的是，饭菜隔夜后，尤其是蔬菜会产生一种致癌物质亚硝酸盐，人们食用后会对人的健康产生极大的危害。

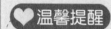 温馨提醒

早餐应吃热食

早餐可以吃一些热的小米粥、粳米粥、燕麦粥，再配合一些青菜、面包、水果、点心等，即便实在着急上班，也要饮上一杯热牛奶或热豆浆。在中医看来，早晨身体的各个系统和器官还没完全走出睡眠状态，这时要是进食冰冷的食物，就会造成消化道挛缩、血流不畅的现象。因此，早餐应该吃热食以保护胃气。

 ## 细嚼慢咽养脾胃

进食速度过快，狼吞虎咽，不但举止欠雅，而且有损健康。古人早就提倡进食宜慢，细嚼缓咽。《华佗食论》中记载："食物有三化：一火化，烂煮也；一口化，细嚼也；一腹化，入胃自化也。"无论哪一"化"，都是为了使食物更好地被消化、吸收，补充人体的营养。《医说》也指出："食不欲急，急则伤脾，法当熟嚼令细。"

很多人吃午饭用的时间连10分钟都不到，在他们心中，工作是第一位的，于是压缩吃饭时间以有更多的时间用于工作，久而久之快速进食成了习惯。因此，现代人吃饭的速度几乎可以用"囫囵吞枣"来形容。这也是许多上班族都有胃胀、胃灼热感、消化不良等脾胃不适的原因。快节奏的生活让现代人的脾胃直接受累，要想减轻脾胃的负

担，就必须要细嚼慢咽。因为没有被充分咀嚼的食物会对胃造成很大的负担。

很多人会发现，要想改变吃饭快的习惯是一件非常不容易的事。下面为大家介绍一些具体的方法，让大家更容易养成细嚼慢咽的好习惯。

1. 要给吃饭留出充裕的时间

要有充裕的时间来吃饭。不论是早餐、午餐还是晚餐，不管多忙，都需要给自己留出至少20分钟的吃饭时间。吃得过快的话，就算已经吃了很多，大脑来不及发出吃饱的信号，也还没有产生饱的感觉，因而还会继续吃以致越吃越多，当感觉到饱的时候，实际上已经吃得过饱了，这样的话就会给胃造成很大的负担。

2. 每口饭细嚼30下

我们可以采取下面这个方法慢慢养成这个习惯，首先，每吃一口饭后，将注意力集中在咀嚼上，并且细数30下。这需要耐心，开始时会感到很别扭，并且嚼着嚼着就会忍不住把食物吞下去了。不要对自己太苛刻，要给自己一些时间，不用多久，你就会发现，自己已经养成了细嚼慢咽的饮食习惯了。

3. 选择耐嚼或膳食纤维含量丰富的食物

想让细嚼慢咽变得容易些，可以选择一些耐嚼或者富含膳食纤维的食物，比如法式面包、西芹等。食物的质地也会影响进食的速度，这些本来就需要多次咀嚼的食物可以培养食物在嘴中咀嚼的感觉，渐渐地或许就会改掉狼吞虎咽的毛病了。

4. 吃饭时改用小勺

把吃饭时惯用的筷子换成一只小勺子，一开始会不习惯用小勺来进食，吃饭的速度就会慢下来。随着这样缓慢的节奏进食，一次只吃进去一小口的话，你会发现还没吃多少饭就开始有饱的感觉了。

第一章
第二章
第三章
第四章
第五章
第六章
第七章

第三章

调养脾胃，会吃才能补益

饭前喝汤，有益脾胃健康

饭前喝几口汤，将口腔、食道润滑一下，可以预防干硬食物刺激消化道黏膜，并有利于食物的稀释和搅拌，还会促进食物的消化和吸收。"饭前喝汤，苗条又健康；饭后喝汤，越喝越胖"，这话是有一定道理的。饭前喝汤会使胃内食物充分

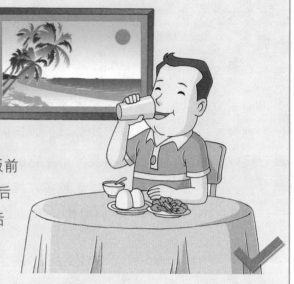

贴近胃壁，增强饱腹感，从而抑制摄食中枢，降低人的食欲。研究表明：餐前喝一碗汤，能让人少吸收100～190千卡的热量。反之，饭后喝汤是一种有损健康的做法。因为喝下的汤会把已被消化液混合得很好的食糜稀释，影响食物的消化、吸收，同时饭已经吃饱了，再喝汤容易导致营养过剩，造成肥胖。因而，要掌握好喝汤的时间，一般午餐、晚餐前以半碗汤为宜，而早餐可以适当多喝一点，因为经过一夜睡眠后，人体的水分丢失较多，喝汤的时间以饭前20分钟为宜，吃饭时也可少量喝汤，以胃部舒适为度，切忌狂饮。

水果吃不对，也会伤脾胃

有些人认为，水果可以不限量地吃，甚至能代替正餐。其实长期过量吃水果会伤及脾胃。虽然水果一向被认为是养生保健、美容养颜的必备品，但是吃水果还是要讲究科学的，只有避免错误的吃

法，才可以养护脾胃，避免脾胃受损。因大部分水果性味偏寒凉，因此，老年人、小儿或脾胃虚弱的人可以选择在早餐后2小时食用水果，比如说早上10时后人体阳气开始升发，此时吃水果会更有利于食物的吸收。

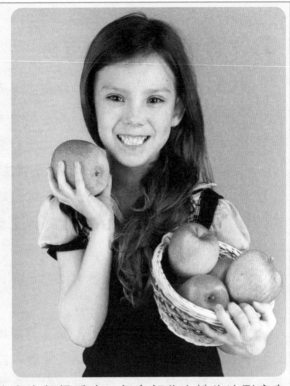

不管是凉性还是温热性的水果，吃多了都会导致厌食，尤其是儿童，甚至还会引起腹痛、腹泻等症状。水果营养丰富又可口，男女老少都很爱吃，但有部分女性为达到瘦身的目的，天天用水果充饥，其实水果并不是吃得越多越好的。如桃吃多了，会导致发热、腹胀、食欲下降；梨吃多了会伤脾胃、助寒湿，引起腹泻。很多人喜欢吃从冰箱中刚拿出来的水果，觉得清凉爽口，但事实上这是一种很伤脾胃的做法。从冰箱里刚拿出来的水果最好放到与室温相同后再吃，避免因为水果温度过低对胃肠造成刺激。脾胃虚弱、对冷食敏感的人更不能吃得太凉，以免影响食物的消化吸收。

第一章
第二章
第三章
第四章
第五章
第六章
第七章

💛温馨提醒

水果开始腐烂后会产生大量毒素，食用腐烂的水果会引起各种消化道疾病。如果霉变、腐烂或虫蛀面积达到或超过水果的1/3，就要坚决将其扔掉了。需要注意的是，服药前后最好不要吃水果，避免药物与水果发生不良反应。

第三章 调养脾胃，会吃才能补益

节食减肥易使脾胃受伤

现今人们以骨感为美，减肥瘦身已经成为一种时尚，胖人在减肥，不胖不瘦的人也在减，连那本来已经十分苗条的人也在减肥。很多中年男性也加入到了节食的队伍中。有一次，我遇到一个老朋友，40来岁的中年男子，听朋友说不吃主食可以减肥后，就不吃主食了，连肉类蛋类也很少吃，每天就只吃些蔬菜水果，再喝点牛奶。一个月后，他的确是瘦了一些，但是也憔悴了许多，并且经常头晕恶心，还伴有呕吐，常常提不起精神。后来经过诊断，确诊为轻度营养不良，证属脾胃虚寒，他吃了好长一段时间的药才将身体调理好。

营养专家认为，长期过度节制饮食会出现脾胃不适，如食欲缺乏，腹部胀气、胀痛等症状，这些极有可能是胃下垂的征兆，严重胃下垂还会伴有肝、肾、结肠等内脏下垂的表现。所以，为了脾胃的健康，为了生命之树长青，节食减肥的人必须要合理节制食物的摄入，不能以损害健康为代价。

适当摄入甘味食物

《素问·至真要大论》中说"甘先入脾"，甘味食物具有健胃利脾、补气养血、解除疲劳、解毒的功效。中医所说的甘味食物不仅指食物的口感有点甜，而且有补益脾胃的作用。

生活中的甘味食物有很多，如小米、山药、大枣、葡萄、香蕉、糯米等，这些食物都有很好的养脾健胃作用。但甘味食物中也有一些寒性或凉性食物，如梨、西瓜、黄瓜等，吃多了容易损伤脾胃，出现大便不成形等脾胃虚弱的表现。若饮食过于甘甜容易导致内热中满蓄积于脾，形成脾热之证，出现消渴病（糖尿病）。因此，食用甘味食物也应注意适量。

暴饮暴食使脾胃不堪重负

暴饮暴食是一种极其不良的饮食习惯，还会给人的健康带来很多危害。在朋友聚会、婚宴以及逢年过节的时候，餐桌上人们往往容易出现拼酒量、大吃大喝、不吃主食等现象，这些在当今生活中是非常常见的。

"饮食自倍，肠胃乃伤。"这话提醒人们不要过食，以免伤及脾胃。脾胃的功能特殊——胃纳和脾的运化。所谓"胃纳"，即胃主受纳，摄取水谷食物之意；脾的运化，即脾主运化。脾胃负责将饮食消化吸收，化生气血精微物质并输送到脏腑、组织，以供机体活动之需。然而，有些人经常暴饮暴食，或吃大量难以消化的食物，甚至三天一小宴，五天一大宴，过多摄入肥甘厚味，长此以往，使脾胃负担过重，不仅脾胃的功能丧失，不能运化水谷精微，而且会使人体生痰、生湿，将营养物质变成有害废物，损害健康，发生肥胖、水肿、痰饮、泄泻、心悸、出血等病症。

要使脾胃健康，我们在饮食上要做到营养丰富、荤素有度、咸淡适宜，建议多喝薏苡仁粥、山药粥等。须知其实饮食也是一种文化，中华民族的饮食文化源远流长，暴饮暴食是一种不文明的行为。长期暴饮暴食的人会出现头昏脑涨、精神恍惚、肠胃不适、胸闷气急、腹泻或便秘的症状，严重的还会引发急性胃肠炎或胃出血。研究表明，暴饮暴食2小时内，发生心脏病的概率是一般人的4倍。"饮食自倍，肠胃乃伤"，意思是饮食上须有节制方能长

第一章
第二章
第三章
第四章
第五章
第六章
第七章

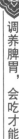
第三章 调养脾胃，会吃才能补益

寿，反之，如果放纵自己的饮食，就会影响自己的身体健康。这一养生之道简便易行，古今通用。人在进食后，食物的消化和吸收都依赖于胃肠道和消化附属器官的正常功能来完成。暴饮暴食会完全打乱胃肠道对食物消化吸收的正常节律，并且也会在短时间内需求大量的消化液，明显地加重附属消化器官的负担。因此，要想脾胃健康，切不可暴饮暴食。

嗜酒无度，易引发脾胃病

少量饮酒能刺激胃肠蠕动，有利于消化，亦可畅通血脉，振奋精神，消除疲劳，祛风散寒，但过量饮酒，则害处很多。

长期大量饮酒，脾胃必受其害，轻则腹胀不消，不思饮食，重则呕吐不止。如果平时经常饮酒过量，可致胃及小肠充血、水肿、糜烂，甚至出血。酒湿积于脾胃，可酿生湿热，形成脾胃的湿热病，出现腹部疼痛、痞满、泄泻等症状。久而久之，则易引发胃黏膜的慢性损伤，导致慢性胃炎。老年人酗酒或长期大量饮用烈性酒，则易导致脑出血、胃出血或肝坏死而损寿。

此外，爱吃油腻，嗜饮浓茶、咖啡以及刺激性饮料等习惯也易引发脾胃病发作。

五味偏嗜，脾胃会受其害

中医有"食不厌杂，饮食以养胃气"之说。五味偏嗜过度，亦可损伤脾胃。《素问·至真要大论》亦说过："夫五味入胃，各归其所喜，酸先入肝，苦先入心，甘先入脾，辛先入肺，咸先入肾。"如果饮食随心所欲，肉不离口，饮料不离手，就容易导致形体肥胖，或骨瘦如柴，或贫血。有些孩子专吃方便面，爱吃果冻、炸鸡块、烧烤，以致营养失衡，发育减缓。不仅孩子如是，有些成年人也是这样，过于追求口感，嗜吃辛辣食物，长期如此，怎么会不伤脾胃？

因此，日常饮食宜营养均衡，不可过度偏嗜某种或几种食物。

吃饭时说话，加重胃肠负担

"食不言，寝不语"是我国的老话，所谓的"食不言"就是说吃饭的时候不要进行过多的交谈，因为吃饭说话会影响消化，使本该流向脾胃的血液流向大脑，影响胃的消化功能。另外，一边吃饭一边说话，会分散注意力，影响咀嚼和消化液的分泌，增加胃的负担。但是在日常生活中，有些人却专挑吃饭的时候吵架，将餐桌作为吵架的"主战场"，这样对身体百害而无一利。

第一章
第二章
第三章
第四章
第五章
第六章
第七章

晚上大量进食，易致脾胃病

晚上大量进食后由于运动量的减少，消耗不了的能量就都会存储在体内，不仅导致营养过剩和肥胖，而且可能引发胃食管反流病，以及诸如食管炎（黏膜糜烂）等疾病。胃食管反流病如果在半夜出现泛酸、胃灼热感还可能会引发失眠。在平卧的时候，胃里的食物容易反流到食管，但是从胃里反流出来的食物却是酸性的，对食管的刺激性很大，从而造成食管炎，甚至是反流性胃炎，易让人感到泛酸、胸骨后疼痛。

需要提醒的是，如果夜深时确实想要吃饭，那么饭后就不要马上卧床或弯腰，也不要马上做剧烈运动。饭后可适当活动20～30分钟，有助消化，还能减轻胃肠负担。

第三章 调养脾胃，会吃才能补益

♥温馨提醒

健康合理的生活方式不但能调理脾胃，而且对身体各方面都有积极的作用，因此生活方式健康的人往往身体健康，良好、健康的生活方式需要科学指导、长期坚持、持之以恒才会有效。

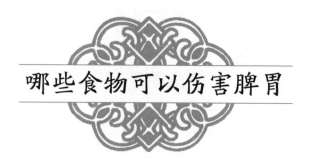

哪些食物可以伤害脾胃

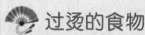 过烫的食物

医学专家认为，长期食用过烫的食物对人体健康有害。喜欢吃烫的食物并不是好现象，因为食物过烫对人体直接的危害就是造成消化道的灼伤。因为人的口腔黏膜、食道黏膜和胃黏膜都非常娇嫩，只能耐受50～60℃的食物，而过烫的食物温度一般为70～80℃，所以很容易造成口腔及消化道黏膜的灼伤。我们的身边有不少这样的例子，不小心喝了一口滚热的汤，轻者口腔黏膜发红充血，重者起疱甚至引起口腔溃疡等。还有的是养成了吃过烫食物的习惯，结果导致食管炎。

食物入口合适的温度是"不凉也不烫"。中医讲究饮食宜温，忌过凉过热，因过凉的食物可损伤胃腑及胃络，导致气滞血瘀、瘀血阻络，过热的食物则会导致气血过度活跃，胃肠道血管充血，对肠胃产生刺激。

进食过烫的食物使口腔黏膜充血，损伤黏膜造成溃疡。经常吃过烫的食物对牙齿也有害处，易造成牙龈溃烂和过敏性牙病。太烫的食物还会损伤食管黏膜，刺激黏膜增生，留下的瘢痕和炎症还可能导致恶性病变。很多肿瘤学专家的研究都表明，癌症实际上是在慢性炎症的基础上发展起来的。

寒凉的食物

脾胃受损的因素很多，而寒凉的食物是主要原因之一。寒凉的食物易致脾胃虚寒，脾胃虚寒不仅会导致腹痛、腹泻，而且会影响身体对食物的吸收。

中医关于脾胃虚寒有个形象的比喻，脾胃就像一个"锅"，这个"锅"一定要热，才能把锅里的食物煮熟，如果总吃寒凉食物，胃这个"锅"总是凉的，胃里的食物不能"腐熟"，而食物不熟，就不能被身体很好地吸收。

从现代医学的角度来说，经常吃寒凉食物会导致胃肠黏膜毛细血管收缩，影响胃液、胃蛋白酶等分泌，从而影响营养的吸收，特别是蛋白质、铁等和胃液分泌关系非常密切的营养素。

第一章
第二章
第三章
第四章
第五章
第六章
第七章

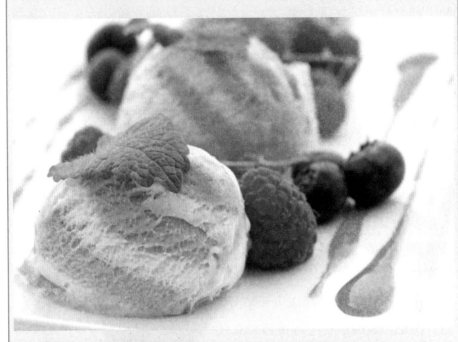

所以，养护脾胃，平时要少吃寒凉的食物，如西瓜、梨、柚子、冰激凌、冰棍、冰冻饮料等。要知道"冰冻三尺，非一日之寒"，脾胃虚寒也是如此，"致病"容易，"治病"难。

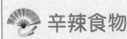 辛辣食物

辛辣食物包括葱、蒜、韭菜、生姜、酒、辣椒、花椒、胡椒、

桂皮、八角、小茴香等。辛辣食物虽满足了人们的口味，但过食辛辣会给人们的健康带来危害，尤其是会损害脾胃的健康。

脾胃健康的人吃适量的辣椒不但不会损伤胃黏膜，还会促进胃黏膜的血液循环，增加前列腺素的合成，从而对胃黏膜起到一定的保护作用。但是，若患有脾胃疾病的人一次进食大量的辣椒，辣椒中的辣椒碱等成分会对胃黏膜及溃疡面产生刺激作用，使胃局部血管发生充血、扩张，刺激神经末梢产生疼痛感，甚至导致胃出血，使病情加重。

另外，辣椒容易致人"上火"，会引起口舌生疮，眼睛、牙龈、咽喉红肿。因此，易"上火"的人忌辛辣之物，饮食应以清淡为主。由于辣椒、生葱、生姜、生蒜等久吃会导致胃黏膜充血、水肿，甚至糜烂、出血，因此患有胃炎、胃溃疡的人应不吃或少吃这些辛辣食物，没有脾胃疾病的人吃这些食物也应适量。

碳酸饮料

炎热的夏季，碳酸饮料是受人们欢迎的饮料之一，因其口感清爽，且含有"碳酸气"，赋予饮料特殊的风味以及不可替代的消暑解渴功效，所以大受欢迎。但是，碳酸饮料不可贪杯。先不说碳酸饮料不含维生素、矿物质，其主要成分为糖、色素、香料及"碳酸水"等，除热量外，几乎没有营养成分，过多饮用碳酸饮料会造成一系列的健康问题，如脾胃受损。

大量的二氧化碳在抑制饮料中细菌生长的同时，对人体的有益菌也会产生抑制作用，使消化系统受到破坏。如果一次性饮入过多碳酸饮料，释放出的二氧化碳很容易影响食欲，引起腹胀，甚至造成脾胃功能紊乱。此外，碳酸饮料中大量的糖分有损健康。过多饮用碳酸饮料，使人体吸收过多的糖分，产生大量的热量，引起肥胖，与此同时，也会增加肾脏的负担。

♥温馨提醒

　　从健康的角度来看，白开水是最好的饮料，它不含热量，不用消化就能直接为人体吸收利用，一般建议喝30℃左右的温开水较好。温开水不会过于刺激胃肠道，不易造成血管收缩。

第一章
第二章
第三章
第四章
第五章
第六章
第七章

咖　啡

　　咖啡含有强有力的促胃液分泌的物质。饭后喝杯咖啡有助于肉类的消化，但若空着肚子或在午后15时左右喝咖啡，对脾胃并没有好处。因为空腹时喝咖啡，胃受到刺激分泌胃液，但又没有食物供其消化，就容易引起胃壁糜烂，导致胃溃疡的发生。如果一定要喝，建议先喝点水，或适当食用一些面包等，再喝咖啡，把对胃的刺激降到最小。一天饮用2～3杯咖啡较为合适，有助于稳定工作中紧张的情绪。喝咖啡前，应先喝一些白开水。这样做一是可以去除口腔异味，以便更好地品味，二是咖啡有利尿作用，多喝白开水，可提高排尿量，保护肾功能，同时也不用担心喝咖啡会"上火"。

　　有许多例子证实，胃病患者因为不再喝咖啡而能自行修复糜烂与溃疡。建议脾胃不好的人还是少喝咖啡，或是掺些牛奶与咖啡同喝，以防胃病复发。

第三章　调养脾胃，会吃才能补益

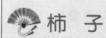

柿 子

柿子的营养价值很高，所含维生素和糖分比一般水果高1～2倍，还含有丰富的胡萝卜素、核黄素、维生素等。柿子既可生食，也可加工成柿饼、柿糕食用，并可用来酿酒、制醋等。柿子的药用价值也较高。生柿子能清热解毒，是降压止血的良药，用于治疗高血压、痔疮出血、便秘有良好的疗效。另外，柿蒂、柿叶都是很有价值的药材。

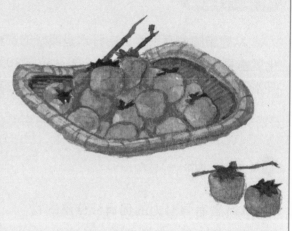

柿子虽好，但不宜空腹吃，也不宜多吃，更忌与酸性食物同吃。因为柿子含有大量的鞣酸、树胶和果胶，这些成分在胃内经胃酸的作用，就会凝结成块，形成结石。结石会愈结愈牢，不易粉碎，从而引起胃黏膜充血、水肿、糜烂、溃疡，严重者可引起胃穿孔。

♥温馨提醒

注意不要吃未成熟的柿子，因为鞣酸在未成熟的柿子中含量高达25％，而成熟的柿子只含1％。另外，柿子性寒质滑，脾胃虚寒、痰湿内盛、外感咳嗽、胃寒呕吐、疟疾患者及产后、月经期女性忌食。糖尿病患者应少食。

汤 圆

营养专家认为，汤圆是一种高脂、高糖、低蛋白的食物，不宜多吃，脾胃病、胃肠疾病和痛风患者都应浅尝为宜。

　　汤圆是一种以糯米和糖为主的食品，汤圆的外皮为糯米，含有较多的支链淀粉，黏度高，难以消化，而馅料多用高热量的芝麻、花生等果仁，加猪油混合制成，热量非常高，一旦多吃，很容易造成腹胀、泛酸等脾胃不适，对健康造成不良的影响。

❤温馨提醒

　　吃完汤圆后如有饱胀感，专家建议，可以适当做些运动，也不妨喝点消滞的酸梅汤或者山楂水，饮用普洱、乌龙等发酵茶也有帮助消化的作用，同时可搭配一些富含膳食纤维的水果或蔬菜，更有助消化。

第一章
第二章
第三章
第四章
第五章
第六章
第七章

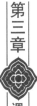

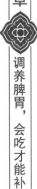

第三章　调养脾胃，会吃才能补益

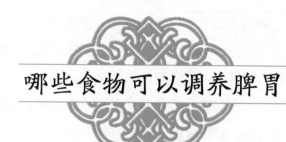

哪些食物可以调养脾胃

苹果——生津止渴

苹果，古称柰，其果实为圆形，酸甜可口，营养丰富，是世界上产量最多的水果之一，老幼皆宜。它的营养价值和医疗价值都很高，被人们称为"大夫第一药"。

中医学认为，苹果味甘、酸，性平，入脾、肺经。苹果可生津止渴、健脾养胃，其富含膳食纤维、果胶及多种维生素，对调整肠胃功能、排毒养颜有很大的帮助。此外，经常吃苹果还有瘦身的功效。

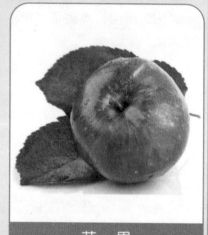

苹 果

苹果可生食，亦可用于做菜、熬粥、炖汤，非常适合幼儿、老人和患者食用。食用苹果时，应细嚼慢咽，有利于肠胃消化。建议每日可吃1~2个苹果。但苹果含有的糖分较多，性凉，糖尿病患者以及心、肾功能较差的人不宜食用。切忌饭前吃苹果，以免引起胃肠不适。

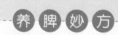

苹果山药羹

【原料】苹果2个，山药100克。

【做法】将苹果、山药分别去皮，切块，山药煮熟，放入家用搅拌机中，打碎成泥，倒入碗中，即可食用。

【功效】健脾益胃。调治腹泻、痢疾、积食等症。

🍲 苹果粥

【原料】苹果3个，粳米50克。

【做法】以鲜苹果3个，去皮心，切碎，加蜜糖500克，隔水炖烂即成苹果酱，取2匙备用。粳米50克，先加水如常法煮至粥成，和入苹果酱即可食用。

【功效】通便，和脾，止泻。治疗水肿、慢性腹泻、结肠炎等症。

❤ 温馨提醒

苹果含有鞣酸，忌与海鲜搭配食用。苹果与海鲜同食，不仅会降低海鲜的营养价值，而且会导致腹泻、呕吐等中毒症状。

第一章
第二章
第三章
第四章
第五章
第六章
第七章

🪭 莲藕——养身益脾

莲藕，又称藕。生藕味甘，性寒，入心、脾、胃经，具有清热、生津、凉血、散瘀、补脾、开胃、止泻的功效，主治热病烦渴、吐血、衄血、热淋等症。熟藕具有益胃健脾、养血止泻的功效，主治肺热咳嗽、烦躁口渴、脾虚泄泻、食欲缺乏等。

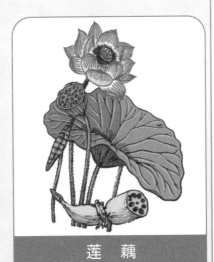

莲藕

　　莲藕含有膳食纤维、鞣质，能增进食欲，促进消化，开胃健脾，有益于胃纳不佳、食欲缺乏者恢复健康。莲藕的含铁量丰富，同时富含维生素C，大大提高了莲藕的铁吸收率，因此，对缺铁性贫血患者颇为适宜，可广泛用于缺铁性贫血患者的食疗中。

　　莲藕可生吃也可熟食，亦可制成藕粉、藕脯食用，是常食蔬菜之一。鲜藕性偏凉，生吃凉拌会难消化，因此脾胃虚寒、易腹泻者宜食用熟藕。

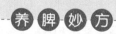

🍲 五香灌藕

　　【原料】鲜藕1节，猪肉馅、糯米各100克，五香粉适量。

　　【做法】将糯米淘洗干净，用清水浸泡1小时，捞出后，与猪肉馅混合，加入五香粉调匀；莲藕洗净，将糯米肉馅纳入藕孔中，上锅隔水炖熟，切片后即可食用。

　　【功效】补中益气，健脾和胃。主治脾虚胃弱所致的纳差、口淡、腹胀、便溏、体虚、倦怠、小儿积食等症。

🍲 养胃莲藕山楂糕

　　【原料】鲜莲藕500克，山楂糕150克，桂花酱25克，白糖适量。

　　【做法】将鲜莲藕去皮，放入水中煮熟，捞出稍凉；将山楂糕用刀压成泥，加桂花酱、白糖拌匀；灌入藕孔内，切片，装盘即成。

　　【功效】健脾开胃，生津止渴。适合慢性胃炎、慢性支气管炎、高血压及高脂血症患者食用。

芋头——补脾调中

芋头属天南星科植物芋的地下球茎，是一种碱性食品。芋头性平，味甘、辛，具有消肿散结、健胃益脾、调补中气、解毒止痛等功效。现代医学研究证明，芋头中淀粉含量很高，富含蛋白质、胡萝卜素、钙、磷、铁、钾、维生素B$_1$、维生素B$_2$、黏液皂素和膳食纤维等，还含有少量维生素A和维生素C。

芋 头

芋头的碱性还能中和体内积存的酸性物质，可调节胃酸过多，同时能起到美发养颜的功效。此外，芋头富含多种矿物质及黏液皂素，有助于补充机体所缺乏的矿物质。

芋头的食用方法有很多，煮、蒸、烤、烧、炒、烩、炸均可。简便的做法是把芋头煮熟或蒸熟后蘸糖吃；芋头烧肉或将芋头切成丁块，与玉米掺在一起煮粥。芋头的碱性能中和酸性物质，胃酸分泌过少者尽量少食用芋头。芋头生吃有小毒，熟食不宜过多，否则易引起胀气或胃肠积滞。

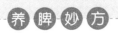

养 脾 妙 方

🍲 芋头粥

【原料】芋头50克，粳米100克，冰糖适量。

【做法】将芋头择净，去皮，切为小块，粳米淘净，同入锅内，加清水适量煮粥，待熟后加冰糖调味服食，每日1剂，连服3～5日。

第一章
第二章
第三章
第四章
第五章
第六章
第七章

第三章 调养脾胃，会吃才能补益

【功效】健脾调中。适用于脾胃亏虚所致的消化不良、小儿疳积等症。

🍲 芋头海带粥

【原料】芋头50克，海带、粳米各100克，精盐适量。

【做法】将海带洗净，切细；芋头择净，去皮，切为小块；粳米淘净，三者同放入锅内，加清水适量煮粥，待熟时加入精盐调味，再煮一二沸服食，每日1剂，7日为1个疗程，连服3～5个疗程。

【功效】健脾散结。适用于青春期甲状腺肿大。

❤ 温馨提醒

芋头适合存放于阴凉处。芋头不耐低温，故鲜芋头不能放入冰箱，当温度低于7℃时，应存放于室内较温暖处，防止因冻伤造成腐烂。

🪭 山药——健脾养胃

山药味甘，性平，入脾、肺、肾经，为中医"上品"之药。生山药有补脾养胃、生津益肺、补肾涩精的功效，常用于脾虚食少、久泻不止、肺虚咳喘、肾虚遗精、带下、尿频等症；炒山药能补脾健胃，常用于脾虚食少、泄泻便溏等症。简而言之，就是补阴宜用生山

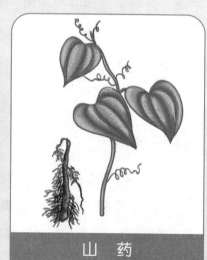

山 药

药，健脾止泻宜用炒山药。

明代李时珍指出山药"益肾气，健脾胃"。《景岳全书》亦载："山药能健脾补虚，滋精固肾，治诸虚百损，疗五劳七伤。"山药营养丰富，又有健脾补肺、益肾固精的功效，广泛用于产妇、老人和康复期人群，属于温和的滋补食物，是历代医家推崇的药食两用的药材。

判断山药品质的好坏，重点看表皮，表皮光洁，无异常斑点为好。此外，山药的断层也是品质鉴定的重要标志，通常，好的山药断层处颜色雪白，带有黏液，黏液多而水分少。

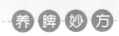

养 脾 妙 方

🍲 山药芡实粥

【原料】鲜山药100克，芡实60克，粳米80克，白糖适量。

【做法】将山药去皮，洗净，切丁，芡实、粳米去杂洗净，用温水浸泡1小时；将山药丁、粳米、芡实一同放入锅中，加水适量，熬煮成粥，加白糖调味即成。

【功效】健脾止泻，温中养胃。用于调治脾虚腹泻、消化不良等症。

🍲 鸡内金山药粥

【原料】鸡内金、山楂各10克，干山药20克，小米100克，白糖适量。

【做法】将鸡内金、山楂、干山药研磨成粉；小米淘洗干净，清水浸泡20分钟，入锅加水，熬煮成粥，加入鸡内金、山楂、干山药混合粉调匀，继续熬煮5分钟，加入白糖调味即成。

【功效】健脾养胃，消食化积。可用于治疗腹痛、消化不良、便溏泄泻等症。

第一章
第二章
第三章
第四章
第五章
第六章
第七章

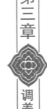

第三章 调养脾胃，会吃才能补益

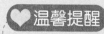

温馨提醒

山药与甘遂不要一同食用，也不可与碱性药物同服。新鲜山药切开时会有黏液，极易滑刀伤手，可以先用清水加少许醋清洗，这样可减少黏液的渗出。山药切片后需立即浸泡在盐水中，以防止氧化发黑。

白萝卜——健脾益胃

白萝卜味甘、辛，性凉，入肺、胃经，具有清热生津、凉血止血、下气宽中、消食化滞、开胃健脾、顺气化痰的功效，是春季便宜有效的"养生菜"之一。白萝卜含丰富的维生素C和微量元素锌，有助于增强机体的免疫力，提高抗病能力。另外，白萝卜中的膳食纤维含量也是非常可观的。

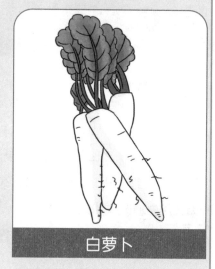

白萝卜

白萝卜虽然具有良好的助消化作用，但因其性凉，脾胃虚寒者及慢性胃炎、胃溃疡患者不宜大量食用。

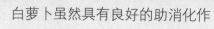

养·脾·妙·方

萝卜排骨汤

【原料】排骨500克，白萝卜1根（约300克），鲜香菇3～5朵，葱段2段，姜片3片，精盐、鸡精各适量。

【做法】将白萝卜去皮洗净，切块；排骨洗净，斩块，入沸水汆烫一下捞出，冷水洗净；香菇洗净，切片；在瓦煲中加适量清水，煮沸，下排骨、萝卜、香菇、葱段、姜片，煮沸后转小火煲1～2小时，排骨熟烂时，加精盐、鸡精调味即成。

【功效】健脾和中，消食开胃。适合脾不运化、胃失和降者，症见食欲缺乏、嗳气、呃逆、脘腹胀满、大便黏腻等。

🍲 萝卜牛腩汤

【原料】白萝卜500克，牛腩1000克，葱段、姜片、黄酒、八角、精盐各适量。

【做法】将白萝卜洗净切成滚刀块备用；牛腩洗净，切成小块状，焯去血水后捞出。高压锅内加入适量水烧开，将焯好的牛腩放入锅中大火煮，放入葱段、姜片，倒入适量黄酒，放入1~2粒八角，开锅后撇去浮沫。开锅后焖制30~40分钟，再放入萝卜块焖煮10分钟左右即可。

【功效】健脾消食，利大小便。适用于气胀食滞、大小便不畅者。

第一章
第二章
第三章
第四章
第五章
第六章
第七章

🪭 番茄——健胃消食

番茄属于茄科一年或多年生草本植物的浆果。又因番茄色彩艳丽，故被称为"爱情果"。新鲜的番茄在我国通常被看成是一种蔬菜，但从它的营养含量来看，则更接近于水果。

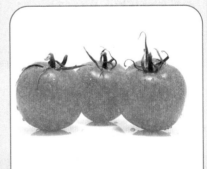

番 茄

中医学认为，番茄具有健胃消食、生津止渴的功能，有益于养颜美容、消除疲劳、增进食欲，可提高对蛋白质的消化、减少胃胀食积，适当食用，具有食疗的效果。

体质寒凉、血压偏低的人不适合吃生番茄，女性在生理期食用过多生番茄，容易加剧腹痛。另外，番茄不宜与牛奶同吃，空

第三章 调养脾胃，会吃才能补益

腹时也不宜食用番茄，否则其所含的某些成分会和胃酸起化学反应，生成难以溶解的块状物，导致胃部胀痛。

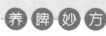 养脾妙方

白糖番茄

【原料】番茄100克，白糖适量。

【做法】将番茄用沸水氽烫后，撕去外皮，切块，加白糖适量，即可食用。

【功效】益胃生津，清热除烦。适用于热病或胃热伤阴所致的烦渴口干等症。

番茄炒鸡蛋

【原料】番茄2个，鸡蛋3枚，植物油、精盐、酱油、味精、葱花各适量。

【做法】将番茄洗净，切成小片备用；将鸡蛋磕入碗中打散，放少许精盐搅匀；植物油烧至七成热，将蛋液炒熟铲出装盘；用锅内熟油煸香葱花，放入番茄翻炒，加入适量精盐，炒至番茄汁变得浓稠，再掺入鸡蛋，加上酱油、味精拌匀即可。

【功效】清热解毒，健胃消食。

♥温馨提醒

　　有些人喜欢吃未成熟的番茄，认为它更加爽脆，味道更独特。但未成熟的番茄含有大量番茄碱，短时间内大量食用可能会引起食物中毒，其症状主要表现为恶心、呕吐、头晕、全身发热等，严重时还可能危及生命。因此，最好不要吃生番茄。如果用生番茄做菜的话，在烹调时可以稍微放点醋，破坏番茄碱，避免中毒。

南瓜——健脾养胃

南瓜是生活中常见的一种食材，也叫倭瓜、饭瓜，有的地方也叫北瓜。《本草纲目》中记载南瓜"性温，味甘，入脾、胃经"，中医学认为，其有补中益气、解毒消肿的功效，对脾胃虚弱者有很好的食疗效果。

现代医学研究证明，南瓜富含糖类、果胶，可保护胃肠道黏膜免受粗糙食物刺激还能促进溃疡部位的愈合，"吸附"细菌和有毒物质，

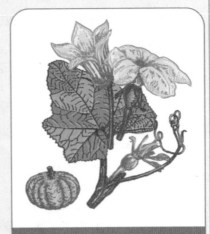

南　瓜

第一章
第二章
第三章
第四章
第五章
第六章
第七章

起到排毒的作用。南瓜中的甘露醇有通便的作用，可缩短粪便在体内停留的时间。此外，其富含膳食纤维，能促进肠道蠕动，缓解便秘。

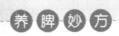

养·脾·妙·方

南瓜小米粥

【原料】南瓜450克，小米100克，白糖适量。

【做法】南瓜去皮去瓤，切块，上锅蒸熟，用勺子压成泥；小米淘洗干净，放入锅中，加适量清水，武火煮沸，再放入南瓜泥，拌匀，转文火，熬煮至粥成，加白糖调味即可食用。

【功效】健脾养胃，补气养血。适合脾胃虚弱之消化不良、便溏者食用。

南瓜大麦羹

【原料】南瓜、大麦各100克，大枣去核8枚，白糖适量。

第三章　调养脾胃，会吃才能补益

【做法】南瓜去皮切丁备用；锅内加水煮沸，放入大麦并以武火煮开，然后加入数颗去核大枣，改以文火煮至大麦裂开；加入南瓜丁，煮至大麦熟透后加入白糖，继续煮至白糖溶解即可。

【功效】补中益气，健脾和胃。

💗 温馨提醒

南瓜可煮粥、蒸食、熬制、煮饭，但不宜多吃，建议每天食用量不要超过一顿主食的量。此外，南瓜皮难以被消化，消化不良者食用时最好去皮。患有脚气、黄疸及气滞湿阻者忌食南瓜。

🪭 小米——健脾和胃

小米，又叫粟米，是谷子脱壳后制成的粮食。小米颗粒很小，黄色或黄白色，是我国北方的主粮之一。中医学认为，小米味甘、咸，性凉，入肾、脾、胃经，具有健脾和胃、补益虚损、和中益肾、除热解毒的功效，主治脾胃虚热之呕吐、消渴、泄泻等。因此，小米粥可以"益丹田，补虚损，开肠胃"。

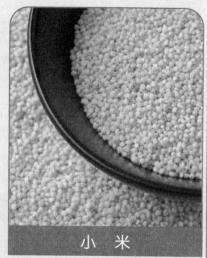

小 米

小米可用于蒸饭、煮粥，磨成粉后可单独或与其他面粉掺和制成饼、窝头、丝糕、发糕等，糯性小米还用于酿酒、酿醋、制糖等。小米熬粥不宜太稀薄。淘米时不要用手搓，忌长时间浸泡或用热水淘洗。

小米大枣粥

【原料】小米100克，大枣50克，红糖适量。

【做法】将小米、大枣洗干净，用清水浸泡1小时，把小米、大枣放入锅内，倒入适量清水，用武火煮沸后，改用文火煮成稠粥，加入红糖调味即可食用。

【功效】健脾胃，补虚损，益肾气。尤其适合贫血患者食用。

姜丝小米粥

【原料】小米150克，生姜6片。

【做法】将小米淘洗干净；姜片切丝；将小米与姜丝一同放入锅中，如常法煮粥即可。

【功效】暖胃温中，助眠安神。对脾胃虚寒证有一定的调治效果。

温馨提醒

在熬小米粥时，千万不要把上层的粥油撇掉。粥油就是指浮于粥面的浓稠液体，有益气健脾的作用。小儿脾胃虚弱，常常会腹泻，喝了粥油以后，有助于康复。

糯米——温补脾胃

糯米又名江米。糯米味甘，性温，入脾、胃、肺经，能温补脾胃、补中益气、止虚汗，常食可治疗脾胃虚寒导致的反胃、食欲缺乏、泄泻、气虚盗汗等症。《本经逢原》中说："糯米，益气补脾

第一章
第二章
第三章
第四章
第五章
第六章
第七章

第三章　调养脾胃，会吃才能补益

肺，但磨粉作稀糜，庶不黏滞。若作糕饼，性难运化，病人莫食。"

糯米的食用方法较多，可用于煮粥，也可用于制作粽子、酒酿、汤圆、米饭等。糯米食品宜加热后食用。糯米性黏滞，难于消化，不宜一次性食用过多，老人、幼儿或病患更宜慎食。建议脾胃不好者常食糯米粥，少食用糯米做成的其他食品。

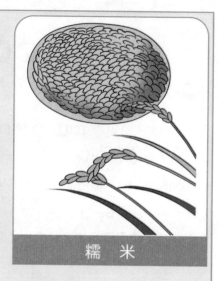

糯 米

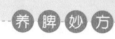

养脾妙方

🍲 糯米山药粉

【原料】糯米500克，山药50克，红糖适量，胡椒粉少许。

【做法】将糯米用水浸一宿，沥干，以小火慢慢炒熟；再与山药共研成细粉。每天清晨取15～30克，加红糖适量，胡椒粉少许，以沸水冲调成羹即可食用。

【功效】健脾益气，暖胃散寒。适用于治疗脾胃虚弱之久泻、便溏等症。

🍲 糯米莲子粥

【原料】莲子、怀山药各20克，大枣10枚，糯米50克，白糖适量。

【做法】将莲子、怀山药、大枣及糯米混合煮粥，将熟时入白糖，调匀即可。每日早晚分服。

【功效】健脾止泻，益气养心。

　　糯米虽有温补脾胃的功效，但并非适合所有人食用，食用方法也有讲究。因阳虚导致的胃部隐痛，可以用大枣煮粥食用；因脾胃虚弱导致的腹泻、消化不良，可用糯米酒煮沸后加鸡蛋煮熟食用；若因脾胃虚弱而致腹胀、倦怠、乏力者，可用糯米、莲子、大枣、山药一起煮粥，粥成加适量白糖调味后食用。因糯米黏滞、难于消化，所以食用时一定要注意适量，儿童最好别吃。

第一章
第二章
第三章
第四章
第五章
第六章
第七章

🪭 粳米——调养脾胃

　　粳米，是粳稻的种仁，是大米的一种，含有大量淀粉，是热量的主要来源。中医学认为，粳米性平，味甘，归脾、胃经，有补中益气、健脾养胃等功效。陈粳米味咸、酸，入胃、心、脾经，可调胃暖脾，益五脏六腑，多食能令人"强身好颜色"。唐代医药学家孙思邈在《千金方·食治》中强调说，粳米能养胃气、长肌肉；《食鉴本草》也认

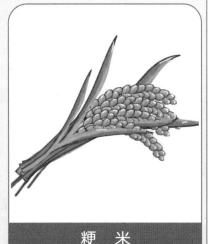

粳　米

为，粳米有补脾胃、益五脏、壮气力的良好功效。

　　粳米的食用方法多样，如熬粥、煮饭、磨成粳米面蒸着吃，或与其他食物搭配着吃。此外，粳米还可以制作成河粉、肠粉等。这些吃法各有各的滋味，但以煮粥喝最能补益脾胃。将粳米做成风味不同的粥，会有很好的滋补和疗疾功效。

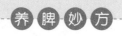

养脾妙方

🍲 白萝卜粳米粥

【原料】白萝卜50克，粳米25克，红糖10克。

【做法】将白萝卜洗净切成丁；粳米洗净；将粳米与白萝卜丁一起放入锅中，锅中再加入适量清水煮成薄粥，加入适量红糖，转文火熬至红糖溶解即可。

【功效】开胸顺气，健胃消积。

🍲 莲子粳米粥

【原料】粳米80克，莲子15克。

【做法】将莲子发胀后，擦去表层，抽去莲心，冲洗干净后放入锅内，加清水煮烂熟，备用。将粳米淘洗干净，放入锅中，加清水煮成薄粥，粥熟后掺入莲子，搅匀，趁热服用。

【功效】健脾补肾。调治食少、便溏、烦渴、失眠、健忘等症，亦可作为病后体弱者之保健膳食。

🪭 燕麦——益肝和脾

燕麦，又称野麦、雀麦等，是一种低糖、高营养、高能量的食品。燕麦富含蛋白质、不饱和脂肪酸等，其营养价值居粳米、小米、白面、高粱粉、玉米粉等粮食之首，是较受现代人欢迎的食物之一。

燕麦味甘，性平，入肝、脾、胃经。燕麦能益肝和脾，养心止汗，对

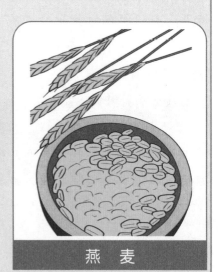

燕 麦

脂肪肝、糖尿病、便秘以及水肿等有很好的辅助治疗作用，还可美白抗皱。此外，常食燕麦可预防骨质疏松、贫血，是补钙佳品。

燕麦可煮粥、做米糊，也可制作成糕点、饼干，但一次不宜食用太多，否则易导致胃痉挛、腹泻。孕妇忌食。

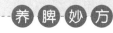

养脾妙方

🍲 山药燕麦粥

【原料】燕麦片100克，山药50克。

【做法】将山药洗净去皮，切块，与燕麦一同入锅，再加入500毫升水，文火煮，边煮边搅，直到燕麦和山药煮烂即可。

【功效】健脾和肝，润肠通便。适用于肝脾不和所致的食少、纳差、大便不畅等症。

🍲 枸杞燕麦粥

【原料】燕麦片100克，枸杞子30克。

【做法】将燕麦片加热开水调开后稍煮，加入枸杞子后煮至粥成。

【功效】健脾和胃，滋肾养肝，益精明目。

♥ 温馨提醒

燕麦不宜与菠菜搭配食用，因菠菜中富含草酸，而燕麦含钙，二者同食易形成草酸钙，不利于人体吸收。

🪭 玉米——健脾利湿

中医学认为，玉米性平，味甘，具有健脾利湿、开胃调中、益肺宁心等功效，可用于防治小便不利、水肿、黄疸、胆囊炎、胆结石、高血压、糖尿病等症。《本草纲目》认为其可"调中开胃"，《本草

第一章
第二章
第三章
第四章
第五章
第六章
第七章

推陈》则称其为"健胃剂"，并认为煎服有利尿之功。因此，胃口不好的人平时可多喝点玉米面粥。

玉米常见的吃法是直接用水煮熟食用，或把玉米磨成面后煮粥，还可以同小麦粉或大豆粉混合起来蒸发糕，或做成窝窝头、点心等。此外，玉米还可以用来做菜。将新鲜的玉米粒剥下，与虾仁、黄瓜丁一起炒着吃，也别有一番风味。吃玉米时，要把玉米粒的胚尖一并吃掉，因为玉米的营养大多都集中在胚尖。

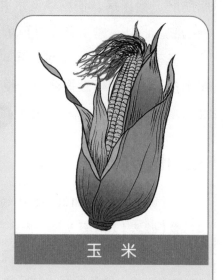

玉 米

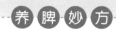

排骨玉米汤

【原料】排骨500克，玉米4根，精盐、味精、香油各适量。

【做法】将排骨洗净后用热水汆烫去血水，再捞起洗净，沥干备用；玉米洗净切段备用；将排骨、玉米段一起放入锅内，加热煮沸后改中火煮5～8分钟，加盖后熄火，调入精盐、味精、香油，放入焖烧锅中，闷约2小时即可食用。

【功效】健脾和胃，降压润肠。脾胃虚弱者及便秘、高血压患者可常食。

玉米莲子饮

【原料】嫩玉米粒150克，干莲子20克，冰糖适量。

【做法】将莲子用清水泡软后，用牙签捅去莲心；再将莲子、玉米粒放入炖盅，小火炖至莲子软熟，放入冰糖熬化即成，可热饮，也可凉食。

【功效】益脾胃，止泻痢。

❤温馨提醒

玉米本身的保健功效很好，同时玉米须的作用也不可小觑。玉米须是玉米的花柱及柱头，其利水功效特别好，对小便不利、水肿、乳汁不通等都有很好的疗效。可将玉米须用水煎汤喝，早晚各喝1次，适用于糖尿病、高血压、小便不利、肾炎水肿患者。需要注意的是，玉米须水不宜喝凉的，一定要喝热的。

第一章
第二章
第三章
第四章
第五章
第六章
第七章

🪭 红薯——补脾和血

红薯又名番薯、甘薯、地瓜等，果实皮色发红，肉大多为黄白色，但也有紫色。其富含淀粉、膳食纤维、胡萝卜素及多种维生素和矿物质，营养价值很高，被营养学家们称为营养均衡的保健食品。

中医学认为，红薯味甘，性平，入脾、胃、大肠经，有补脾和胃、益气通便的功效。《随息居饮食谱》中说："煮食补脾胃，益气力，御风寒，益颜色。"脾虚之人可用红薯当主粮，常食之。

红薯可煮食，也可搭配莲子、大枣等熬煮、炖汤。红薯中的淀

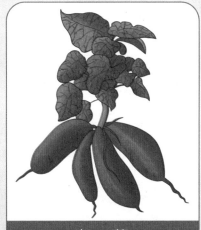

红 薯

粉难以消化，一定要熟透方能食用。一次不要食用太多，以80～100克为宜。吃红薯时搭配咸菜同吃，可有效抑制胃酸的分泌。

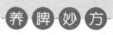

养脾妙方

 花生红薯羹

【原料】红薯200克，花生仁100克，青菜叶80克，枸杞子5克，精盐适量。

【做法】将红薯洗净去皮，切丁；花生仁拍碎；青菜叶切丝；净锅上火，加入清水烧沸，下红薯丁和碎花生仁煮30分钟左右，再放入青菜叶和枸杞子，稍煮后加精盐调味即成。

【功效】健脾和胃，补血益气。

红薯粥

【原料】新鲜红薯250克，粳米100克，白糖少许。

【做法】将红薯洗净，连皮切为薄片，加水与粳米同煮为稀粥，待熟时，调入白糖，再煮1～2沸即成，每日1剂。

【功效】补益脾胃，生津止渴，通利大便。

温馨提醒

红薯忌与柿子同食，因柿子中富含鞣酸和果胶，与红薯中的淀粉结合，易产生大量胃酸，导致泛酸、胃肠不适，严重时会导致胃出血、胃溃疡。

羊肉——健胃补虚

中医学认为，羊肉性温，味甘，入脾、肾经，味道甘而不腻，有益气补虚、温中祛寒、补肾壮阳、生肌健力等功效。冬天吃羊肉，既能抵御风寒，又可滋补身体，可谓是一举两得！

羊肉可用炖、炒、烤等方式烹调，也可煮粥，亦可卤煮后凉拌食用。夏秋季节气候热燥，不宜吃羊肉。羊肉内易藏匿旋毛虫等寄生虫，食用时一定要炒透烧熟。建议每次食用50克左右，避免导致消化不良。

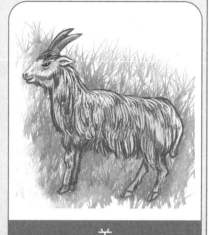

羊

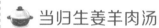 养脾妙方

🍲 当归生姜羊肉汤

【原料】羊肉500克，生姜100克，当归10克，料酒、味精、精盐、葱段各适量。

【做法】将羊肉洗净，入沸水锅内汆去血水后捞出；生姜洗净，切成斜片，与羊肉、当归、料酒、葱段等一起置于砂锅中煲至烂熟，加精盐、味精调味即成。

【功效】补气养血，温中养肾。对体虚畏寒、虚寒腹痛、不思饮食等患者具有良好的疗效。阴虚有热、湿盛中满者及发烧、咽喉疼痛者不宜食用。

🍲 山药羊肉粥

【原料】羊肉300克，山药200克，粳米100克，精盐少许。

【做法】将羊肉洗净后用热水汆烫去血水，用水煮熟，切碎；山药去皮，洗净，切片；将羊肉碎、山药与粳米同煮成粥，粥熟后加精盐调味即成。

【功效】健脾补肾。适用于胃寒、食欲缺乏、便溏等。

第一章
第二章
第三章
第四章
第五章
第六章
第七章

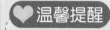

温馨提醒

吃羊肉后不宜马上喝茶，因为羊肉含有丰富的蛋白质，而茶叶含有较多的鞣酸，吃完羊肉后马上喝茶，鞣酸便会与蛋白质发生反应，生成不溶性的盐，容易引发便秘。

鲫鱼——健脾利水

中医学认为，鲫鱼味甘，性平，入脾、胃、大肠经。鲫鱼有健脾开胃、益气利水的功效，凡久病体虚、气血不足，症见虚劳羸瘦、饮食不下、反胃呃逆者，均可将鲫鱼作为补益食品。

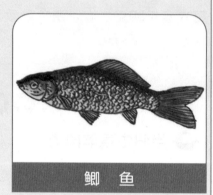

鲫　鱼

鲫鱼用于红烧、干烧、清蒸、氽汤均可，但以氽汤较为普遍。鲫鱼腥气重，烹调时，可用黄酒除去鱼的腥味，并能使鱼滋味鲜美。但感冒发热期间不宜多吃。

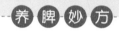

养·脾·妙·方

姜橘鲫鱼羹

【原料】鲜鲫鱼1条（约250克），生姜30克，橘皮10克，胡椒、精盐各适量。

【做法】将鲜鲫鱼去鳞、鳃，剖腹去内脏，洗净；生姜洗净切片，与橘皮、胡椒共装入纱布袋内，扎紧袋口，填入鱼腹中，加水适量，用文火煨熟即成。食用时，除去鱼腹中的纱布袋，加精盐调味即可。

【功效】温胃散寒。调治脾虚湿热之恶心呕吐、消化不良及胃寒疼痛等症。

赤小豆鲫鱼汤

【原料】赤小豆100克，鲜鲫鱼1条（约200克），紫皮大蒜1枚，葱白段、盐适量。

【做法】将赤小豆、紫皮大蒜、葱白段洗净备用，鲜鲫鱼去鳞净膛后，与赤小豆、大蒜、葱白一起用文火炖熟，加盐调味即可。

【功效】行气健胃，醒脾化湿，利水消肿。

♥温馨提醒

鲫鱼宜和黄芪搭配食用，两者同食可益气健脾，利尿消肿，可辅助治疗胃下垂、脱肛等疾病。鲫鱼也宜和豆腐搭配食用，两者同食营养丰富，易被脾胃吸收，还可增强其补气血、温脾胃的功效。

第一章
第二章
第三章
第四章
第五章
第六章
第七章

第三章 调养脾胃，会吃才能补益

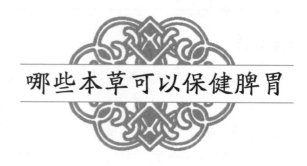

哪些本草可以保健脾胃

神曲——消食和胃

中医学认为，神曲味甘、辛，性温，入脾、胃经，具有消食化积、健脾和胃的功效，主要用于饮食停滞、消化不良、脘腹胀满、食欲缺乏、呕吐泻痢等症。

平日人们总是嫌它外表"老土"，价格低廉，对它"不屑一顾"。但是只要运用得法，可谓神曲显"神"，功效卓著，价廉效显。临床上可用于治疗慢性胃炎、萎缩性胃炎、急性胃肠炎、腹胀、腹痛、腹泻以及小儿单纯性消化不良、厌食、食积等多种疾病。

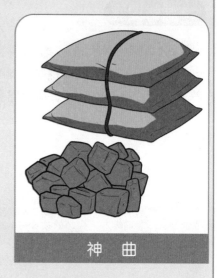

神 曲

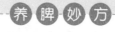

养脾妙方

 神曲粥

【原料】神曲15克，粳米100克。

【做法】将神曲捣碎放入锅中，加入200毫升水煮至100毫升，去渣取汁。在药汁中加入适量水，加粳米煮成粥，即可食用。

【功效】健脾消食。

麦曲消食液

【原料】麦芽、焦山楂各30克，神曲15克，白糖适量。

【做法】将以上3味共研成粉，制成药饼，在柴火炭中烧至焦黄。将烧焦的药饼捣碎放入杯中，冲入开水，搅匀澄清。在清液中加入少许白糖调味即可。

【功效】消食化滞。适用于食积腹泻、腹胀等症。

 温馨提醒

胃酸过多者用神曲后有泛酸倾向，故不宜用麦曲消食液，积滞而有胃火炽盛、舌绛无津表现者，亦不宜用神曲。

陈皮——理气健脾

陈皮又名橘皮，为芸香科植物橘及其栽培变种的干燥成熟果皮。中医学认为，陈皮味苦、辛，性温，入肺、脾经，具有理气止痛、健脾和中、燥湿化痰的功效，经常被用于食欲缺乏、腹胀腹泻、反胃呕吐以及咳嗽痰多等症的治疗。

现代医学还表明，陈皮含有的挥发油能对胃肠道进行温和的刺激，从而增进食欲。值得注意的是，实热壅盛或阴虚燥咳、吐血等患者应慎用。陈皮以皮薄片大、色红、油润、味苦、香气浓者为佳。

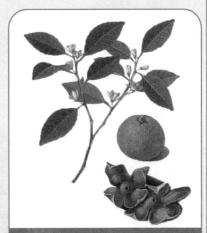

陈 皮

第一章
第二章
第三章
第四章
第五章
第六章
第七章

第三章 调养脾胃，会吃才能补益

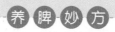
养脾妙方

参术陈皮茶

【原料】白术10克，党参、麦芽各8克，陈皮6克。

【做法】将白术、党参、麦芽、陈皮一同研磨成粗末，放入茶杯中，冲入适量沸水，加盖闷15～20分钟即成。代茶频饮。

【功效】益脾胃，助消化。调理脾胃运化不良之胃脘胀闷等症。

陈皮内金粥

【原料】陈皮6克，鸡内金5克，砂仁2克，粳米60克，白糖适量。

【做法】将陈皮、鸡内金、砂仁洗净放入搅拌机中，共研成粉末；粳米淘洗干净，放入锅中，加适量清水，熬煮成稀粥时，调入药粉拌匀，继续熬煮片刻，待米熟烂后，调入白糖拌匀即成，分2次吃完。

【功效】健脾消积，行气止痛。胃脘胀满及小儿厌食者可常食。

麦芽——健胃消食

麦芽又名大麦芽、大麦蘖、麦蘖等，为禾本科一年生草本植物大麦成熟果实发芽干燥后所得。中医学认为，麦芽味甘，性平，入脾、胃、肝经，可用于食积不化、胸胁胀闷、嗳气食少等症，常与香橼、佛手等配伍，以增其疏肝和胃之效。脾胃虚弱、运化无力而致食积不消者，则可与党参、白术、陈皮等同用，以增健脾消食的功效。

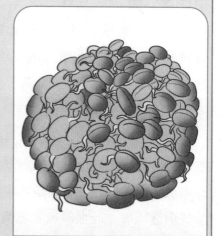
麦芽

需要注意的是，生麦芽功偏健胃消食，食欲缺乏者可用之，小儿尤为适合。炒麦芽功偏回乳消胀，多用于妇女断乳，或乳汁郁积之乳房胀痛。

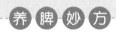

养脾妙方

麦芽糯米粥

【原料】麦芽50克，糯米100克，冰糖适量。

【做法】将麦芽、糯米以冷水浸泡1小时后，沥干水分，放入锅中，加水适量，以武火煮开后转文火，续煮50分钟，加入冰糖调味即可。

【功效】健脾养胃。治疗食欲缺乏、口淡无味等症。

山楂麦芽汤

【原料】山楂15克，生麦芽30克，淡竹叶10克。

【做法】将山楂、麦芽、淡竹叶洗净，用水煮沸，闷泡15分钟即成。代茶饮。

【功效】益气清心，健脾消滞。

第一章
第二章
第三章
第四章
第五章
第六章
第七章

甘草——补脾益气

中医学认为，甘草性平，味甘，入脾、胃、心、肺经，属于补益类中药，有补脾益气、清热解毒、化痰止咳、缓急止痛及调和诸药的功效，用于倦怠乏力，心悸气短，咳嗽痰多及脘腹、四肢挛急疼痛，痈肿疮毒等症。

甘草临床应用分"生用"与

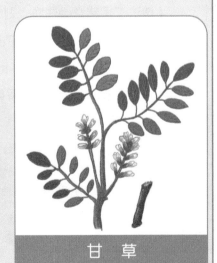

甘 草

"蜜炙"之别。生用主治咽喉肿痛、痈疽疮疡、胃肠道溃疡以及解药毒、食物中毒等症；蜜炙主治大便溏薄、乏力低热以及咳嗽、心悸等症。

需要注意的是，甘草并非人人皆宜，长期大量服用，可引起水肿、血压升高、血钾降低、脘腹胀满、纳食呆滞等。此外，甘草与海藻、甘遂、大戟、芫花不可同用。

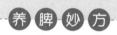

养 脾 妙 方

🍲 甘草蒲花茶

【原料】甘草10克，蒲公英3克，金盏花2克。

【做法】将甘草、蒲公英和金盏花一同置于茶杯中，用开水冲泡，静置5分钟，即可代茶饮用。

【功效】补脾益气，止咳消炎。治疗脾虚生湿引起的皮炎、湿疹，可预防咽喉肿痛，增强免疫力。

🍲 猪骨甘草汤

【原料】猪脊骨1具，大枣150克，莲子100克，甘草10克，木香3克。

【做法】将猪脊骨洗净，剁成块，大枣及莲子去核及莲心，木香、甘草用纱布袋装好。同放锅内加水适量，文火炖煮4～5个小时。分顿食用，以喝汤为主，亦可吃肉、枣和莲子。

【功效】滋阴健脾，清热解毒。

♥温馨提醒

甘草不可与鲤鱼同食，同食易中毒；甘草片不宜与利血平、降压灵、复方降压片等降压药并用；甘草不能与阿司匹林、吲哚美辛、保泰松等药物同时服用，否则可诱发或加重炎症。

党参——健脾益气

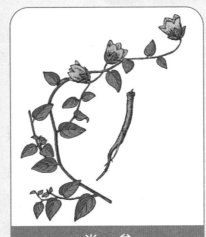

党　参

《本草从新》言党参"补中益气，和脾胃，除烦渴。中气微虚，用以调补，甚为平安"。《本草纲目拾遗》言其可"治肺虚，能益肺气"。党参味甘，性平，入脾、肺经，有健脾益肺、补血生津的功效，适用于肺热咳嗽、呕吐反胃、食少口干、贫血、眩晕、妇女白带量多，以及气虚所致的疔毒疮疡等症。明党参是伞形科植物明党参的根。党参以产于山西上党者为佳，名上党参，生用或蜜炙用。

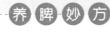

养　脾　妙　方

🍲 党参粥

【原料】党参10克，粳米100克，红糖适量。

【做法】将党参用温水浸泡2小时，再与粳米同入砂锅，加水适量煮成稀粥，加入红糖调匀，趁热服食。

【功效】补脾益气。适用于脾胃气虚所致的体倦乏力、食少便溏以及病后气血不足等症。

🍲 党参大枣茶

【原料】党参10克，大枣5枚。

【做法】将大枣洗净切开，去核；与党参一同置于杯中，加入适量沸水，冲泡约15分钟，即可代茶饮用。

【功效】补中益气，健脾益胃。治疗病后脾虚之食欲缺乏、贫血、心悸等症。

第一章
第二章
第三章
第四章
第五章
第六章
第七章

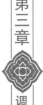

山楂——消食化积

　　山楂，又称山里红、胭脂果，酸甜可口，有很高的营养和药用价值。中医学认为，山楂擅长行气散瘀、消食化积，还可减肥消脂，无论生吃、熟吃皆有效。我们可以用山楂肉、山药各等份，加适量白糖，调拌均匀，放在碗内隔水蒸熟后，取出压成山楂饼给小儿吃，能够有效地治疗小儿疳积、消化不良。山楂也比较适合慢性萎缩性胃炎患者食用。萎缩性胃炎患

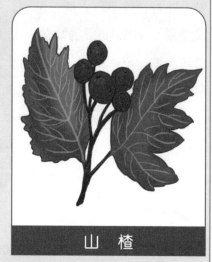

山　楂

者胃酸分泌少，饭后容易腹胀，此时吃几颗山楂有助于胃酸分泌，减轻腹胀，这种吃法简单而又灵验。

　　现代医学研究认为，山楂有很高的营养价值，味道甘酸，中老年人常吃山楂制品能增强食欲，降血压，预防动脉粥样硬化，使人延年益寿，故山楂被人们视为"长寿食品"。

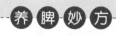
养 脾 妙 方

🍲 陈皮山楂茶

　　【原料】陈皮10克，山楂15克。

　　【做法】将陈皮和山楂稍微冲洗，沥干水分，放入茶杯中，冲入适

量开水，加盖闷约15分钟，即可代茶饮用。

【功效】健脾养胃，祛湿化痰。

山楂决明荷叶汤

【原料】山楂、决明子各15克，荷叶1/2张。

【做法】将山楂洗净，去核，切片；荷叶洗净，切丝；将山楂、荷叶丝与决明子加水共煎，取汁代茶饮。

【功效】健脾消肿，祛胀除积，降压解腻。

♥温馨提醒

生山楂不可一次食用过多，脾胃虚弱者应慎用，空腹时不要食用；山楂宜与大枣同食，有健脾消食的功效。

第一章
第二章
第三章
第四章
第五章
第六章
第七章

茯苓——健脾补中

茯苓又名云苓、松苓、茯灵，为寄生在松科植物赤松或马尾松等根上的干燥菌核，形状像甘薯，外皮淡棕色或黑褐色，内部白色或粉红色。因其用途广泛，不分四季，被古人称为"四时神药"。

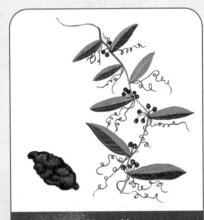

茯苓

中医学认为，茯苓味甘、淡、性平，入心、脾、肾经，可以利水渗湿、健脾补中、宁心安神，适用于食少便溏、水肿尿少、心神不安、失眠多梦等症。现代医学研究证明，茯苓能增强机体的免疫功能，其所含的成分茯苓多糖有明显的抗肿瘤及护肝的作用。

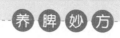

养脾妙方

 枸杞茯苓茶

【原料】枸杞子、茯苓各10克，红茶6克。

【做法】将枸杞子、茯苓碾碎，与红茶一同放入茶杯中，沸水冲泡，加盖闷约5分钟，即可饮用。

【功效】健脾益肾，利尿通淋。

 茯苓银耳粥

【原料】茯苓粉30克，水发银耳5克，粳米100克，冰糖适量。

【做法】将粳米加适量水煮至半熟，放入银耳，粥成时，加入茯苓粉、冰糖煮至冰糖溶化即可。

【功效】健脾利水，益气活血。治疗脾虚湿热引起的胃痛、腹泻、便溏等症。

♥温馨提醒

茯苓忌醋，在食用茯苓的过程中不要加醋。治疗脾虚运化无力之证，宜与半夏、陈皮、桂枝配伍。阴虚火旺者忌服茯苓。

第四章

运动健身养脾胃

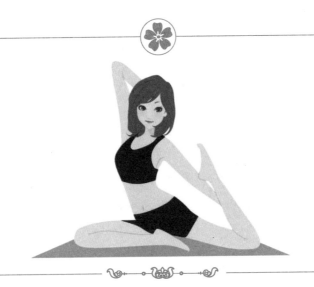

　　现代人缺乏运动。运动的缺乏使得脾胃运化失常，人体不能正常吸收营养，于是肥胖症等找上门来，我们的身体怎能健康？正如名医华佗所说："动摇则谷气得消，血脉流通，病不得生。"因此，适度的运动有益健康。运动养脾胃，讲究的不是速度快了多少，也不是肌肉增强了几分，而是通过运动使自己更加健康。

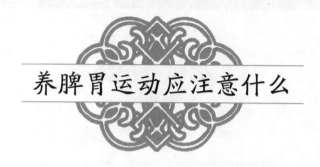

养脾胃运动应注意什么

 选择适宜的运动环境

人们都需要一个舒适、安静、和谐的工作、生活环境，这是理所当然的。人们进行体育锻炼时，也需要一个良好的运动环境。运动环境的好坏不仅影响锻炼者的运动积极性，而且直接影响锻炼者的健康和运动效率。那么，什么样的环境适合运动呢？

1. 远离传染病高发区

在运动的影响下，机体的代谢加快，此时，机体对气候变化的适应性和某些传染病的免疫力随之下降，各种病菌便伺机而入，易于发生传染病。因此，运动时要远离传染病高发地带，如人口密集地。

2. 空气要清新

运动场所中应没有工业废气、尘埃及烟雾等，应选择空气清新的场所进行锻炼，不要在有工业废气、尘埃的地方以及吸烟场所进行锻炼，否则均会降低运动效能，并不利于健康。

3. 温度和湿度要适宜

环境的温度和湿度对运动的效果都是有影响的。在适宜的温度和湿度下运动人体会感到舒适。适当地在不同温度或湿度的环境中运动，这也是增强体质，改善对环境适应能力的一个方法，但事先要采取预防措施，谨慎从事。

4.无噪声干扰

噪声会降低运动效率，增加锻炼者的疲劳感，还会使人们的注意力不集中，使锻炼效果不佳，并可能引发危险事故。

 ## 要把握好运动量

运动是促进人体健康、延年益寿的重要手段。可是，运动量并非越大越好，运动过量可使机体免疫系统受到损害，影响健康。

运动量是指运动时身体所能承受的生理负荷，由运动时间和运动强度构成。运动过量包括两种情况：一种是运动时间虽然不长，但是运动强度特别大，在这样的情况下，不但达不到锻炼身体的目的，还容易产生其他的负面影响；另一种是运动时间过长，使机体疲劳，身体的机能受到影响，容易出现事故，比如受伤。

 ## 运动方式要因人而异

人们都知道运动能增强体质，可是，面对多种多样的运动方式，很多人都会有不知所措的感觉。

其实，锻炼身体要因人、因时、因地而异，要根据年龄、性别、性格、健康状况、职业特点等选择不同的运动项目。患有消化系统疾病的人可选择体操、慢跑、太极拳等项目，多进行增强腹肌的锻炼，以刺激胃肠蠕动，增强胃肠功能。

此外，要注意锻炼和吃饭时间的间隔，不要在饭前或饭后1小时进行剧烈运动，如长跑、拳击等。

 ## 要以慢运动为主

慢运动与竞技体育有区别。慢运动由慢速度、慢动作组合而

第一章
第二章
第三章
第四章
第五章
第六章
第七章

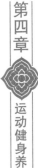

成，主要包括一些适宜长期练习的休闲体育项目，比如瑜伽、太极拳、散步、台球、钓鱼、健身气功等。其以健身、娱乐、修身养性为目的，以低强度、可持续为特征。

脾胃功能差的人群坚持慢运动，可促进胃肠的蠕动，增强脾胃的功能。慢运动虽比较缓和，可并不代表它的运动强度小，例如慢跑同样牵动全身各个部位的肌肉，促进血液循环，可以达到锻炼心肺功能的目的，同时能消耗一定的体力，促使部分储存的能量分解、转化，从而达到增强体质的效果。

不宜在饭前运动

饭前身体处于虚弱状态，而在这种状态下运动会过度损耗气血。患有心脏病或者糖尿病的人群在饭前运动是很容易导致疾病发作的，饭前运动可使脂肪等吸收减少，但也会导致一些有利于减肥的物质减少，此外还会让人感觉头晕眼花而导致晕倒。

运动强度越大、运动时间越长，消化系统的血液供应需要更长时间来恢复，所以运动后人们不想吃饭是正常的。运动时，全身的血液进行重新分配，使消化腺的分泌大大减少，人体为了保证肌肉、骨骼的氧气和营养物质的供应，在神经系统的调节下，影响了胃肠的消化和吸收。

因此，运动和进食之间要有时间间隔。一般来说，运动后至少休息30～40分钟再进食较为科学。

♥温馨提醒

饭后不宜立即做剧烈运动，否则会抑制消化液分泌和胃肠蠕动。剧烈运动时，全身肌肉的血流量增加，胃及其他内脏的血液供应就会相对地减少，这些原因都容易造成消化和吸收不良，影响新陈代谢，甚至造成慢性胃病。因此，饭后立即做剧烈运动是不适宜的。

运动后要及时补充水分

运动时肌肉大量散热，水分大量散失，大概运动1小时就会使人体丢失1000～2000毫升水分，因此，要及时补充水分。夏天运动时更要注意补充水分。

医学专家认为，剧烈运动后如果一次性大量饮水，势必造成心脏负担过重。所以，运动后补水也是有科学方法的，正确的做法应是在剧烈运动后先少量饮水，休息一段时间后，再增加饮水量，切忌饮用生水、冷水。

运动后不要立即洗澡

运动可让人的免疫力增强，让人拥有健康的体魄。不过人们在运动后满身是汗时会想立即洗个澡去除汗味，让自己感觉舒服一些，其实，这种做法是不科学的。

当运动停止后，血液的流动和心率虽然会放慢，但仍会需要一段时间，才会渐渐恢复到运动前的状态。在运动时，人体为适应运动的需要，心率及呼吸也会随之加快，血液流动加速，流向肌肉和心脏的血液增加。运动停止后立即就去洗澡，呼吸还未平稳就进浴室，在空气不流通的情况下，大脑很容易缺氧。因此，运动后立即洗热水澡，常常会出现头晕眼花、全身无力等症状，严重者还可引起血压下降、休克和晕厥。这是由于机体受到热水刺激，肌肉和皮肤的血管扩张，使流向肌肉和皮肤的血液进一步增加，导致其他器官供血量不足，尤其是造成心脏和脑部等重要器官的供血不足。

第一章
第二章
第三章
第四章
第五章
第六章
第七章

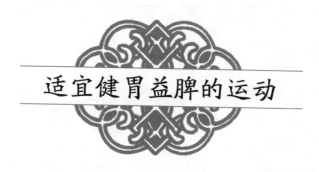

适宜健胃益脾的运动

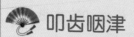 **叩齿咽津**

叩齿咽津是古代养生家十分提倡的养生保健方法，其操作简单，不拘泥于时间、地点的限制，效果良好，备受历代养生家所推崇。中医学认为，牙齿的健康与肾脏关系密切。"肾主骨，齿为骨之余"意思是说肾脏有支持骨骼生长和生成骨髓的作用。牙齿是人体骨骼的一部分，牙齿松动与肾气虚衰及气血不足有关。常叩牙齿，能强肾固精，平衡阴阳，疏通气血，畅通经络。现代医学研究证实，叩齿能对牙周组织进行生理性刺激，可促进牙周组织的血液循环，使牙齿变得坚硬、稳固、整齐。宋朝大诗人苏东坡也有叩齿的习惯，他曾说："一过半夜，披上上衣面朝东南，盘腿而坐，叩齿三十六下，当会神清气爽。"乾隆皇帝是清朝在位时间最长、最长寿的皇帝，他的长寿秘诀之一也为"齿宜常叩"。

金元四大家李东垣在《脾胃论·脾胃胜衰论》中指出："百病皆由脾胃衰而生也。"叩齿能健脾胃表现为两个方面：一是叩齿能健齿，齿健，则食物易被嚼细，胃的消化负担减轻，从而养胃；二是脾"在液为涎"，与胃相表里，涎为口津，是唾液中较清稀的部分，具有帮助食物消化的功能。叩齿催生唾液，咽之有助于胃腐熟水谷和脾的"运化升清"，从而减轻脾胃的负担，达到健脾胃的目的。

叩齿咽津除了强肾健脾外，还有美容养颜的功效。叩齿可活动面肌，促进面部血液循环，改善面部肌肤的营养，进而养颜。叩齿还能荣发。发的生长与精血关系密切，精血充盈，则发长而有光泽；精血虚衰，则发白而脱落。肾藏精，"其华在发"，叩齿可使肾精充盈而荣发。

叩齿咽津的要领也很简单，具体操作方法如下：

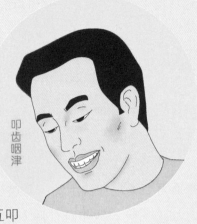
叩齿咽津

● 准备。清晨初醒后，先不说话不起床，全身放松，集中精神，心神合一，然后调匀呼吸，鼻吸口呼，轻吐3口气。

● 叩齿。将口唇轻闭，上下门牙先相互叩击9次，然后左侧上下牙齿相互叩击9次，接着右侧上下齿相互叩击9次，最后上下门齿再相互叩击9次。

● 搅舌。将舌头贴着上下牙齿内外侧顺时针搅动9次，逆时针搅动9次，共搅动18次。

● 漱津。搅舌后口中津液渐多，口含唾液同时两腮做漱口动作36次。

● 咽津。漱津动作结束后，将津液分3次缓缓咽下。注意在吞咽时，意念要守住丹田，想象将唾液送到丹田之中。

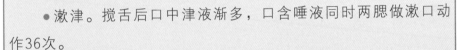

温馨提醒

　　叩齿咽津一般可于每天晨起及晚间睡眠前练习，也可以在午间休息、上班休息时练习，或在上班乘车途中，排队办事之时偷闲练习。这一健身方法简便易行，不占用时间，也不需要任何器械。每天坚持练习，便能达到强肾、固齿、健脾的效果。

散　步

　　"以动助脾"是中医的养生观念，身体活动少的时候胃的活动也会随之减弱，消化不良、便秘等症状也会因此引发。散步作为一

第一章
第二章
第三章
第四章
第五章
第六章
第七章

种全身性的运动，在饭后30分钟散步，有利于胃肠蠕动，会促进和改善胃肠的消化和吸收，因此对健脾益胃好处多多。此外，脾主四肢，脾主肌肉，运动四肢就是运脾，而散步可将全身大部分肌肉骨骼动员起来，从而使肌肉发达，脾的运化功能正常。

正确的散步方式应是平稳而有节奏地加快步伐，并随之加深呼吸。散步可使膈肌活动的幅度加大，有类似气功的效果，可增强消化腺的功能。散步时腹壁肌肉的运动对胃肠起按摩作用，对食物的消化和吸收也有着很大的帮助，可防治便秘。

慢　跑

中医认为，"动则生气"，脾胃是气血生化的源泉，为后天之本，脾主运化、统血，全身的营养物质经脾胃的运化以充养先天之精。适量运动对脾胃有着非常好的作用。适量运动可以使脾胃保持正常的运化升清、统血的功能。而脾又主肌肉，机体运动的结构与功能基础是肌肉，机体的结构与功能相互作用，因此慢跑是有益于保养脾胃的运动。对于身体素质较差的人，专家则建议用行走代替慢跑。现代医学证实慢跑可以增强人们的胃肠蠕动，以及促进营养吸收和消化，有助于人们增强消化系统的功能。

经常活动脚趾

对于脾胃虚弱的人来说，经常活动脚趾有助于增强脾胃的运化功能。

难道脚趾和脾胃功能也有关系？回答是肯定的。中医学认为，人体的五脏六腑在脚上都有相对应的穴位。从经络循行来看，脾经起于足大趾内侧端，沿内侧赤白肉际上行。胃经的井穴位于足第二趾外侧，并与脾经相交于足大趾内侧。一般来说，脾胃功能强健的人站立时脚趾抓地应该是很牢固的。相反，如果脾胃功能比较弱，足大趾和足第二趾会显得干瘪而无弹性，站立时往往抓地不牢。因此，脾胃功能较弱的人不妨经常锻炼脚趾。

活动脚趾的方法很多，常见又有效的有以下两种：

1. 脚趾抓地

如果平时工作忙，可在上班时边工作边用脚趾抓地或抓鞋底。方法是采取站或坐的姿势，两脚分开，与肩同宽，双脚放平，紧贴地面，凝神息虑，两脚可一同抓地或先后抓地，连续做60～90次。做此练习时可赤脚或穿柔软的平底鞋，每日可重复练习。

2. 脚趾取物

每天起床前，在床上放置一些小物品，如纽扣，用足大趾和足第二趾反复将这些物品夹起，或在晚上泡脚时，在泡脚盆里放一些椭圆形、大小适中的鹅卵石或其他物体，在泡脚的同时足大趾和足第二趾反复练习夹取这些鹅卵石。温水泡脚有利于疏通经络，脚趾夹取鹅卵石可刺激脾经、胃经的穴位，坚持练习对脾胃病患者大有裨益。

💛温馨提醒

糖尿病患者练习脚趾取物时，所选取的物品表面一定要光滑，以免划伤皮肤，诱发感染甚至导致糖尿病坏疽。

3. 按摩脚趾

平时可以多按摩脚趾。按摩也要讲究方法，脾胃虚弱、经常腹

第一章
第二章
第三章
第四章
第五章
第六章
第七章

第四章 运动健身养脾胃

泻的人可逆时针按摩脚趾；消化不良及有口臭、便秘的人应顺时针按摩脚趾，这样可清泄胃火。

在活动脚趾的同时，还可以将循行于小腿内侧的脾经以及循行于小腿外侧的胃经一并按摩，可以起到健脾养胃的作用。活动脚趾一定要持之以恒，才能达到一定的效果。

太极拳

太极拳属于国家非物质文化遗产，它所具有的连贯均匀、轻松柔和、流畅自然、协调完整、虚实变化的运动特点，有助于祛病强身、延年益寿。太极拳的医疗保健价值已越来越广泛地被人们所认识和重视。

人体生命活动的维持有赖于后天水谷之精的滋养。一个人"吃不下，睡不好"，怎能有充裕的"水谷之精"呢？而练习太极拳对人体的消化系统有很好的强壮作用。它要求人的注意力集中，上下相随，一动无有不动，即手动、腰动、足动，眼神也随之动。练习太极拳能有效提高中枢神经系统的调节作用，从而改善其他系统的功能活动。因此，它可以预防并治疗某些因神经系统功能紊乱而产生的消化系统疾病。太极拳运动使呼吸加深，膈肌上升，对胃肠、肝脏进行有规律地按摩，从而改善消化系统的血液循环，促进消化和吸收，可预防消化不良、胃下垂、胃及十二指肠溃疡、便秘等。

太极拳主要的运动特点之一就是"以腰为轴""时刻留心在腰间，腹内松净气腾然"。练习太极拳可使腰脊得到锻炼，能起到健肾固本的作用。肾气虚的人会出现耳鸣耳聋、牙齿松浮、腰痛、脊冷、不耐久立等症状，而经常练习太极拳的人，尽管年已花甲，但肢体柔韧有力，耳聪目明。

太极拳的动作要领易于掌握，可在空气清新、空间宽旷、环境幽雅之处锻炼，林间、水边、公园、厅堂等均可作为练习之地。只要按照太极拳运动的规律，循序渐进地进行锻炼，长期坚持，一定会获益良多。

强壮功

坚持练习强壮功，可以有效调节胃肠功能，对脾胃虚寒或胃阴不足的胃痛也有一定的辅助治疗作用。强壮功是传统的祛病健身、增强体质的功法。

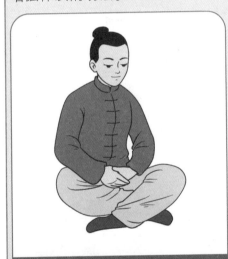

坐 式

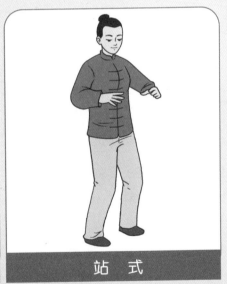

站 式

其练功姿势主要有坐式和站式两种。

坐式：坐式有单盘膝、双盘膝和自然盘膝3种。

站式：站式取立正姿势，头正直。站时双足分开与肩同宽，膝微屈，两臂呈弧形下垂，两掌放在小腹前，掌心相对，相距约8厘米，或两手呈抱球状置于胸前或腹前。

强壮功常用的呼吸方法有3种，具体如下：

第一章
第二章
第三章
第四章
第五章
第六章
第七章

●静呼吸法：和普通方法相似，但静而有规律。呼吸时要均匀、细缓。这种呼吸方法适合体质虚弱、脾胃不足的人。

●深呼吸法：在静呼吸法的基础上，比平时呼吸要深长些。吸气时胸腹部隆起，呼气时胸腹部凹陷，并使呼吸保持深长、均匀。这种呼吸方法适用于神经衰弱及消化不良的人。

●逆呼吸法：呼吸时配合腹壁运动。吸气时胸部扩张，腹部收缩，呼气时相反。逆呼吸法的形成要由浅入深，逐步练习，不可急于求成，否则易引起胸痛不适。练习时注意将意念集中于丹田处，放松精神。

静坐功

不要小看静坐的好处，静坐功能有效调节消化系统功能，有利于胃肠功能的恢复，并能预防胃肠疾病。

练功方法：练功时可轻闭两眼，微露一线之光，目视鼻尖，即所谓"目若垂帘"。盘膝坐，两手掌放于膝盖上。坐时要自然放松，头正颈直，含胸收腹，直腰拔背，面朝正前方，两眼微合，两唇轻闭。舌抵上腭，舌在口中搅动数遍后，用口微微呼出浊气，用鼻缓缓吸气，然后将舌抵

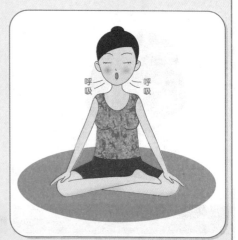

在上腭处。如口中津生，可慢慢咽下，用意念深咽至腹部丹田。有意识地调整呼吸，鼻吸口呼，用鼻深吸，徐徐吸入新鲜空气，以口长呼气，缓缓吐出体内浊气。练功时要注意排除杂念，意守丹田。尽量做到全身心放松。

呼吸的气息出入，要柔和、均匀，宜轻宜细，逐步加长。调息时，可配合数数，从1数到10，然后再从1数起，反复默数。若未

数至10时，心想他事，则应从头再数，反复练习，这样有助于摒除杂念。连续练习30～60分钟后，徐徐松动手足，活动肢体，睁眼站立，随意活动，使身体放松。

巧用呼吸保胃功

人的呼吸方式分为两种：一种是胸式呼吸，另一种是腹式呼吸。在进行胸式呼吸时，只有肺的上半部肺泡在"工作"，占全肺大部分的中下部肺叶的肺泡都在"原地休息"，这样时间长了，中下部肺叶得不到锻炼，长期废用，容易使肺叶老化，弹性减退，呼吸功能变差，最终导致身体的免疫力下降，各种病痛也会随之而来。人类在学会直立行走以后，就逐渐以胸式呼吸为主，而胸式呼吸其实是不利于肺的健康的。

明代养生学家冷谦在《修龄要旨》中记载："一吸便提，气气归脐，一提便咽，水火相见。"这其中就包含了腹式呼吸、提肛、吞津3个养生要旨，从中可以看出腹式呼吸的重要性。腹式运动以膈肌运动为主，膈肌下降，腹压增加，感觉像是空气直接进入腹部。腹式呼吸尽可能地调用肺脏的能量，使全身获取的氧气更多，还会很好地滋养脏腑。

腹式呼吸可对腹部进行良性按摩，这样可以改善胃肠运动，促进消化机能。同时腹式呼吸也是治疗便秘的良方。

腹式呼吸要做到深、长、匀、细。深，就是一呼一吸都要尽量深长；长，就是呼吸要绵长，节奏要放慢；匀，就是呼吸要保持匀称；细，就是呼吸的气息要细缓，不能粗猛。腹式呼吸可随时练习，但夜深人静时练习效果较好。

♥温馨提醒

腹式呼吸还有助于缓解压力，消除紧张的情绪，让人精力充沛。当在工作或生活中感到疲惫或者遇到不顺时，试着练习腹式呼吸，会让人变得平静。

第一章
第二章
第三章
第四章
第五章
第六章
第七章

第四章
运动健身养脾胃

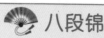 **八段锦**

　　八段锦是我国具有悠久历史、独立而完整的健身功法之一，其简单易学，效果显著，特别适合现代人的养生保健要求。

　　八段锦起源于北宋，历经千年而经久不衰，其魅力可见一斑。古人认为这套功法动作古朴高雅，舒展优美，如锦缎般优美、柔顺，把这套动作比喻为精美的"锦"。该套动作由八节不同的动作构成，因此被称为八段锦。许多人认为，练习八段锦是老年人的专利。其实八段锦适合各年龄层的人练习。

　　中医学认为，八段锦以动入静，以静入动，动静相宜，能祛旧生新，补不足，泻有余，有理气活血、舒筋活络、调理脏腑的作用，长期练习能够消除百病，延年益寿，因此常作为医疗、康复体操。站式八段锦共有八组动作，即双手托天理三焦，左右开弓似射雕；调理脾胃单臂举，五劳七伤往后瞧；摇头摆尾去心火，两手攀足固肾腰；攒拳怒目增气力，背后七颠百病消。每组动作都能调理相应的脏腑，其中第三组动作舒缓，动静结合，能缓解压力，调理脾胃。

　　八段锦第三组动作的口诀：双手重叠掌朝天，右上左下臂捧圆；右掌旋臂托天去，左掌翻转至髋关；双掌均沿胃经走，换臂托按一循环；呼尽吸足勿用力，收式双掌回丹田。具体练习方法如下：

动作1

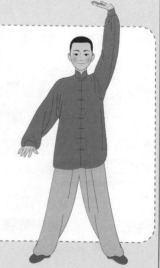

　　立正，左腿向左侧跨一步，两脚距离比肩稍宽。两腿挺膝伸直，左掌随之向上托，左臂经体前上穿，随之上举到头左上方，肘稍屈，掌心向上，掌指向右，力达掌根，右掌同时下按至右髋旁，肘微屈，掌心向下，掌指向前，力达掌根，稍停，目视正前方。

第一章
第二章
第三章
第四章
第五章
第六章
第七章

动作 2

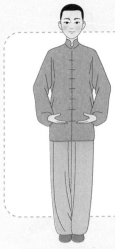

收左腿，放松腰部，重心缓缓向下移，同时左臂屈肘旋前，左掌经体前下落于腹前，掌心向上，右臂旋前，掌心向上捧于腹前，两掌指尖相对，距离大约为10厘米，目视正前方。

动作 3

两腿挺膝伸直，右腿向右侧跨一步，两脚距离比肩稍宽，右掌随之向上托，右臂经体前上穿，随之上举到头右上方，肘稍屈，掌心向上，掌指向左，力达掌根，左掌同时下按至左髋旁，肘微屈，掌心向下，掌指向前，力达掌根，稍停，目视正前方。

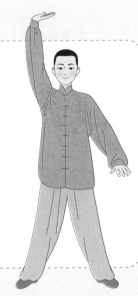

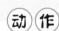

动作 4

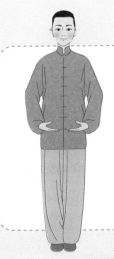

收右腿，放松腰部，重心缓缓向下移，同时右臂屈肘旋前，右掌经体前下落于腹前，掌心向上，左臂旋前，掌心向上捧于腹前，两掌指尖相对，距离大约为10厘米，目视正前方。动作1至动作4共做3遍。

第四章

运动健身养脾胃

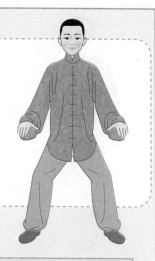

动作⑤

两膝微屈，翻掌，同时两臂微屈肘，两掌按于髋旁，掌心向下，指尖向前，目视正前方。

【注意事项】双手用力时吸气，放松时呼气；手上举时吸气，下落时呼气。肩周炎患者做此套动作时力量不可过猛，要舒缓。手掌向上托时，力在掌根，舒胸展体，拔长腰脊。通过上肢的上下对拉，可刺激胸腹等部位的相关经络，达到调理脾胃的作用。

这节动作通过两臂交替上举与下按，上下用力牵拉，主要作用于中焦，使脾胃等器官受到牵拉，促进胃肠蠕动，增强脾胃消化功能。对于经常坐着或脾胃虚弱的人群来说，练习这节八段锦是不错的选择。

五禽戏之熊戏

五禽戏是由东汉末年的名医华佗发明的，通过模仿虎、鹿、熊、猿、鸟（鹤）五种动物的动作以保健强身的一种功法，五禽戏中的五种功法的功能作用不同，其中熊戏是五禽戏中的一种，在五行中属土，与脾脏相应。经常练习熊戏可加强脾胃功能，增强体力。熊戏主要由熊运和熊晃两个动作组成。

1. 熊晃

　　提左髋，左脚离地，屈右腿，两手握空拳，目视左前方；身体重心前移，左脚向左前方落地，右腿伸直，身体右转，左臂内旋前靠，左拳摆至左膝前上方，左拳心朝左，右拳摆至身体后方，右拳心朝后，目视左前方；身体向左转，重心后移，屈右膝，伸直左腿，拧腰晃肩，同时两臂前后做弧形摆动，右拳摆至左膝前上方，右拳心朝右，左拳摆至体后，左拳心朝后，目视左前方。身体向右转，重心前移，屈左膝，伸直右腿，左臂内旋，左拳摆至左膝前上方，左拳心朝左；右掌摆至身体后方，右拳心朝后，目视左前方。换做右势，动作相同，方向相反。

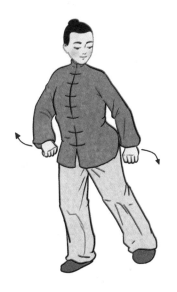
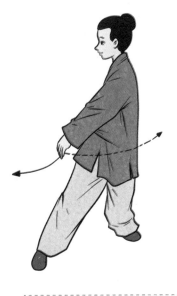

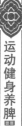

【注意事项】刚开始练习时，提髋的动作可以单独原地练习，两肩不动，收紧腰侧以髋带腿，左右交替，反复进行练习。

第一章
第二章
第三章
第四章
第五章
第六章
第七章

第四章

运动健身养脾胃

温馨提醒

　　练习熊晃动作时可结合视频，以更好地理解动作的要领。大家在演练熊戏时，意念是非常重要的。尽量臆想自己漫步于美妙的山林中，幽深静谧，全身放松，沉稳安详。把形、神、意、气浑然结合，这样就能充分享受演练熊戏的神韵。

2. 熊运

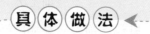

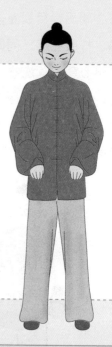

　　两手握空拳呈熊掌状，拳眼相对，垂手放在下腹部，上体前倾，以腰腹为轴，上体顺时针摇晃，同时两拳以肚脐为圆心，轻附腹部，顺时针画圆重复动作，上体逆时针摇晃，两拳逆时针画圆。练习时注意体会腰腹部的拉伸和放松。

【注意事项】

　　①做熊运动作时，两腿要始终保持不动，固定腰胯。在开始练习时，手要下垂放松，只体会腰腹部的立圆摇转，等到熟练以后，再带动两拳在腹部前绕画圆，动作要协调自然。

　　②熊运的核心在于丹田，以肚脐为中心，以内动向外延伸，带动身体做立圆摇转，两拳轻附于腹前，随之慢慢地进行运转。

第五章

未病先防，养脾健胃方法多

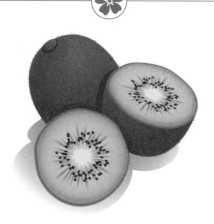

　　高明的医生注重疾病的预防。《黄帝内经》指出："上医治未病。"中医推崇养生保健，而中医养生保健中的按摩、拔罐、艾灸等方法具有疏通经络、调和阴阳、行气活血的功效。掌握好这些方法，可以让你拥有健康的脾胃。

养胃健脾保健法——按摩

什么是按摩

按摩是以中医脏腑经络学说为基础，结合西方医学的解剖学，用特定的手法作用于人体体表的特定部位，以达到调和阴阳、疏经活络、预防或治疗疾病的目的。现代医学证明，按摩可以理筋整复、疏通经络，增强机体免疫力，促进血液和淋巴的循环。

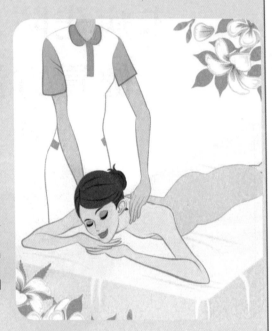

按摩对消化系统的作用

消化系统主要由交感神经和副交感神经支配。正常情况下，交感神经和副交感神经相互协调，使消化功能有条不紊，一旦它们的协调出现紊乱，则会出现食欲缺乏、便秘等消化道症状。通过按摩可以治疗这些症状，以增强食欲，促进胃肠蠕动，提高肠胃的消化吸收功能，从而使人面色红润，增强体质。这是因为按摩可刺激有关的经络穴位，调节神经的功能，促使交感神经和副交感神经恢复正常的功能。

摩腹法

　　腹部按摩能保健养生，这在《黄帝内经》中就有记载。我国唐代医药学家、百岁老人孙思邈也曾经写过"腹宜常摩，可祛百病"。按摩腹部可疏通经络，调和气血，强健脾胃，使胃肠有通畅舒适之感。胃肠功能欠佳的人在配合食疗的同时，坚持每天摩腹，持之以恒就会收到明显的治疗效果。

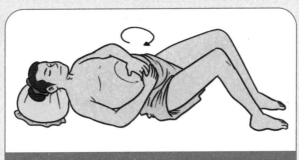

摩腹法

　　仰卧位，双膝弯曲，全身放松，左手按在腹部，掌心对着肚脐，右手叠放在左手上，顺时针方向按揉，可利消化、助排便。腹部按摩一般应在晚上入睡前和晨起活动前进行，但谨记摩腹前要排空小便，洗净双手。腹泻时，则逆时针摩腹。摩腹过程中如果腹内出现温热感、饥饿感，或产生肠鸣音、排气等，都属于正常反应。

按摩足三里，健脾和胃

　　【穴位定位】足三里位于小腿外侧，犊鼻下3寸，犊鼻与解溪连线上。

　　【一按就灵】每天闲暇之余，用大拇指或中指在足三里穴处按压，每次按压5~10分钟，每分钟按压15~20次，按压力度以有酸胀、发热感为宜。长期坚持，可以使脾胃功

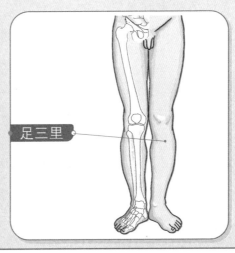

足三里

第一章
第二章
第三章
第四章
第五章
第六章
第七章

第五章　未病先防，养脾健胃方法多

能得到改善，使人精神焕发，精力充沛。

【养生说明】足三里穴可算是尽人皆知的"明星穴"。它是胃经的合穴，所谓合穴，就是全身经气流注会合的穴位，"合治内腑"，该穴可用于治疗胃腑疾病。足三里穴可双向调节脏腑功能，能补能泻，不仅能够健脾和胃、益气生血、疏通经络、消积化滞，而且可以瘦身减肥、祛风除湿，常用于治疗急慢性胃肠炎、十二指肠溃疡、胃下垂、痢疾、阑尾炎、肠梗阻、高血压、高脂血症等疾病。

按摩三阴交，健脾利湿

【穴位定位】三阴交位于小腿内侧，内踝尖上3寸，胫骨内侧缘后际。

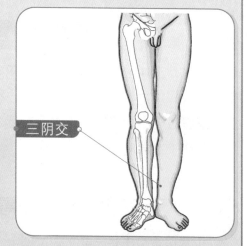

三阴交

【一按就灵】每天间隙时，用拇指指尖垂直按压三阴交穴1～3分钟，就相当于给人体注入一剂"心灵清新剂"，让人变得容光焕发。还可以通过艾灸的方式来刺激三阴交，同样可收到很好的保健效果。但应注意的是，经期、孕期禁按、禁灸此穴。

【养生说明】三阴交穴是脾经、肾经、肝经三条经络的交会穴，可用于治疗多种妇科疾病，又名"女三里"，刺激此穴对多种妇科疾病皆有辅助疗效，因此有人说它是妇科病的"灵丹妙药"。此外，经常按揉此穴，还可以调补人体脾、肝、肾三脏，健脾利湿，柔肝养血，益肾固本，可用于治疗肠鸣腹胀、泄泻、遗精、阳痿、遗尿、疝气、失眠、下肢痿痹、脚气等症。

按摩公孙穴，健脾开胃

【穴位定位】公孙位于跖区，第1跖骨底的前下缘赤白肉际处。

【一按就灵】公孙穴有"第一温阳大穴"之称，长期坚持按摩此穴，有健脾化湿、和胃理中的功效。用中指指腹向内按压该穴，力度以有酸胀感为宜。每天早晚各按1次，每次2～3分钟。

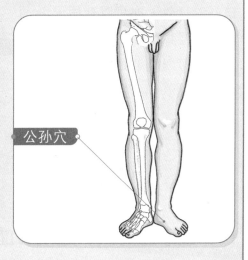

公孙穴

【养生说明】公孙穴，足太阴脾经之络穴，能健脾开胃，主治食欲缺乏、消化不良、胃痛、腹痛、呕吐、泄泻等胃肠疾病，配中脘穴、内关穴治疗胃酸过多、胃痛，配丰隆穴、膻中穴主治呕吐、眩晕。公孙穴又是八脉交会穴之一，通于冲脉，能治疗女性痛经、月经过多、面色萎黄等症。

按摩太白穴，健脾化湿

【穴位定位】太白位于跖区，第1跖趾关节近端赤白肉际凹陷中。

【一按就灵】按摩太白穴可用大拇指指腹来回揉按，每天按揉10分钟左右，以有痛感为宜，每日1～3次，有增进食欲、理气和胃的功效。

【养生说明】当人体的消化系统出现障碍时，应先考虑脾是否健运，而治脾之疾，非足太阴经莫属。太白穴是脾经的原穴，按揉

第一章
第二章
第三章
第四章
第五章
第六章
第七章

或者艾灸此穴可以补脾健脾，对脾虚证出现食欲缺乏、全身乏力、腹胀、便溏等症状者有很好的疗效，亦可以补后天之本，增强体质。另外，按揉太白穴还可以调节血糖，辅助治疗糖尿病。配中脘穴、足三里穴可治胃痛。此外，经常按摩此穴，还可以治疗肠鸣、便秘、脚气、痢疾等症。

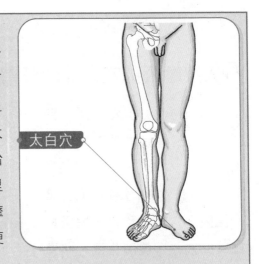

太白穴

🪭 按摩血海穴，滋阴养血

【穴位定位】血海位于股前区，髌底内侧端上2寸，股内侧肌隆起处。

【一按就灵】每天早晚闲暇时，用拇指指尖按揉血海穴3～5分钟，可起到调经统血、健脾化湿的功效，能够治疗各种与血有关的病症，如月经不调、痛经等。长期坚持按摩血海穴，可使女人肌肤细腻，气血充盈。

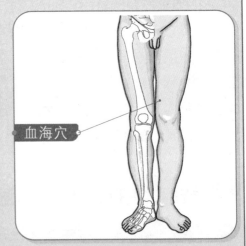

血海穴

【养生说明】血海穴是治血要穴，对痛经、月经不调、闭经、崩漏、功能性子宫出血、带下、产后恶露不尽、贫血、气逆、腹胀、湿疹、雀斑、丹毒等疾病有很好的疗效。配三阴交穴、曲池穴、合谷穴，可治疗荨麻疹；配犊鼻穴、阴陵泉穴、阳陵泉穴可治疗膝关节疼痛。女子"以血为本"，无论是保健、美容，还是调节月经和排卵周期，保证激素的正常分泌，都离不开阴血的营养与支撑。因此，血海穴是对女性十分重要的保健穴位之一。

🪭 按摩内庭穴，和胃清心

【穴位定位】内庭位于足背，第2、第3趾间，趾蹼缘后方赤白肉际处。

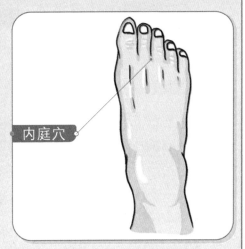

内庭穴

第一章
第二章
第三章
第四章
第五章
第六章
第七章

【一按就灵】经常口臭、泛酸、两胁胀痛、便秘，多为胃火炽盛。平时经常用拇指指腹按压此穴，每侧2～3分钟，稍用力按压，以产生酸胀感为宜。坚持按摩此穴，有助于降胃火。此外，像口腔溃疡、鼻出血，尤其是舌尖长疮等证属心火旺盛者，也宜多揉内庭穴。

【养生说明】内庭穴的主要作用是泻胃火。凡是胃火炽盛引起的头痛、面部痤疮、咽喉痛、鼻出血、口臭、泛酸、便秘都可以揉内庭穴，它的祛胃火效果非常好。配合谷穴可治疗牙龈肿痛；配太冲穴、曲池穴、大椎穴等可治疗热病。临床常用于治疗急慢性胃炎、急慢性肠炎、牙龈炎、扁桃体炎、趾跖关节痛等。此外，内庭穴有一个特别的作用，就是抑制食欲，因此想减肥的人可多按摩内庭穴。

🪭 按摩梁丘穴，治疗胃痛

【穴位定位】梁丘位于股前区，髌底上2寸，股外侧肌与股直肌肌腱之间。

【一按就灵】如果突然胃痛或泛酸，这时应赶紧揉一揉梁丘

穴，可用大拇指用力按压此穴，每次持续3～5分钟，如此重复多次，胃痛或泛酸就会有所缓解。

【养生说明】作为胃经的郄穴，梁丘穴是治胃病的常用穴。梁丘穴可有效治疗胃痉挛。胃痉挛导致急剧疼痛时，要赶紧按摩梁丘穴，用大拇指

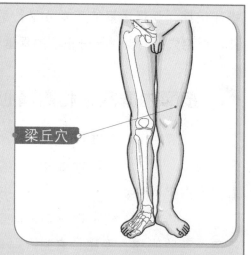

梁丘穴

在穴位上施加压力，尽可能用力，施加压力时最好能感觉到疼痛。每次按压20秒，休息5秒，再继续下一次按压。这样重复几次，便可有效止痛。梁丘穴还可用于治疗胃痛、胃酸过多、腹泻、膝关节疼痛等。

🪭 按摩天枢穴，理气和胃

【穴位定位】天枢位于腹部，横平脐中，前正中线旁开2寸。

【一按就灵】通常情况下，便秘者用整个手掌按顺时针方向按摩天枢穴周围，可有助于促进胃肠蠕动，治疗便秘，还可以用拇指点按天枢穴，尤其是左侧的天枢穴，促进排便的效果更明显。

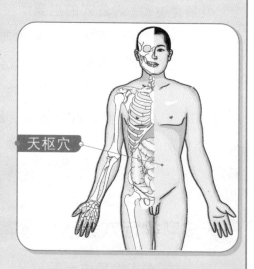

天枢穴

【养生说明】天枢穴既是足阳明胃经的要穴，又是手阳明大肠经的募穴，是阳明脉气所发之处，具有健脾和胃、通调肠腑、理气行

滞的功效。它能治疗消化不良、恶心、胃胀、腹泻、便秘、月经不调等疾病。

♥温馨提醒

用艾灸天枢穴的方法治疗虚寒性腹泻也很有效，正如《胜玉歌》所言："肠鸣时大便腹泻，脐旁两寸灸天枢。"

❀ 按摩丰隆穴，清除痰湿

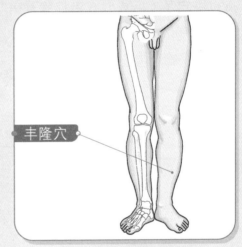

【穴位定位】丰隆位于小腿外侧，外踝尖上8寸，胫骨前肌的外缘。

【一按就灵】用大拇指略微用力按压丰隆穴，以略感疼痛为宜，按压5秒后松开，左右两侧各按3~5分钟。平时也可用拳头轻轻敲打此穴，以皮肤局部红润为宜。长期坚持敲打丰隆，会使女性身段变得苗条，可使男性的"啤酒肚"消失。

【养生说明】丰隆穴为足阳明胃经的络穴，可除痰湿、清经络，既能治疗足太阴脾经的病症，如肥胖症、高脂血症、便秘，又可治疗手太阴肺经的病症，如咳嗽、痰多、支气管哮喘等。配肺俞穴、尺泽穴治疗咳嗽痰多；配阴陵泉穴、商丘穴、足三里穴治疗痰湿诸症。此外，丰隆穴还可治疗头痛、眩晕等。

❀ 按摩上巨虚，调肠和胃

【穴位定位】上巨虚位于小腿外侧，犊鼻下6寸，犊鼻与解溪连

第一章
第二章
第三章
第四章
第五章
第六章
第七章

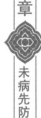

线上。

【一按就灵】平时因饮食失调所致腹泻、便秘的患者可经常按摩上巨虚，每次按揉10分钟左右，对缓解症状很有帮助。

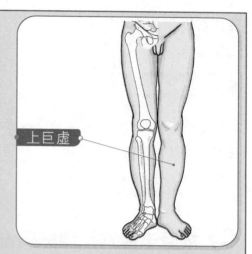

【养生说明】上巨虚穴属于胃经，同时又是大肠经的下合穴。下合穴是六腑之气在足三阳经上汇聚的穴位。这一特点也决定了上巨虚穴在治疗脾胃病方面的独特疗效。它能够调肠和胃、行气化瘀，用于治疗消化不良、肠鸣、腹痛、泄泻、便秘、下肢痿痹、脚气等症。

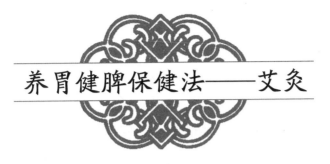

养胃健脾保健法——艾灸

什么是艾灸

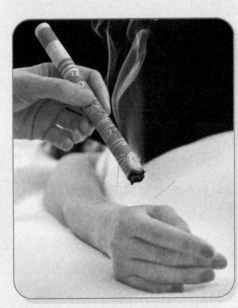

艾灸是指将艾绒或药物放置于体表特定的穴位或患处，借其烧灼和熏熨时的温热感或药物的作用，通过经络的传导而扶正祛邪，温通经络，调畅脏腑气血，从而达到防病治病和保健目的的一种中医外治疗法。

艾灸的注意事项

艾灸以火熏灸，施灸时要注意安全，以免引起局部皮肤的烫伤。此外，施灸过程中可能会耗伤部分气血，因而在施灸过程中需谨慎操作，避免意外。归结起来施灸时主要有以下几个方面需要注意。

●专心致志，耐心坚持：施灸时要注意集中精神，不要分散注意力。若是养生保健灸，则要长期坚持，偶尔施灸是很难收到效果的。

●注意体位、定穴的准确性：艾灸的体位要适合艾灸的需要，

第一章
第二章
第三章
第四章
第五章
第六章
第七章

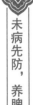

第五章 未病先防，养脾健胃方法多

同时要注意体位的舒适、自然，要根据处方找准部位、穴位，以保证艾灸的疗效。

●熄灭艾条：艾灸结束后，可将艾条点燃的一头塞入直径比艾条略大的瓶内或放入盛有少量水的容器内，以利于熄灭。

●保暖和防暑：施灸时要暴露部分体表部位，因而在冬季要注意保暖，但在夏天高温时要防中暑，同时还要注意保持室内空气流通。

●施灸的顺序：如果艾灸的穴位多且分散，艾灸时应按先背部后胸腹、先头身后四肢的顺序进行。

●施灸的时间：不要在饭前空腹时或饭后立即施灸。按疗程艾灸者，前3次应每天连续灸，每个穴位灸15~20分钟，以后可以隔天一灸，10天为1个疗程。小孩和老人艾灸的时间要短些。保健养生灸的时间可以灵活掌握，根据自己的实际情况和舒适度选择艾灸的时间，以局部皮肤红晕为度。

●要循序渐进：对于初次接受灸法的治疗者要注意掌握好刺激量，先小剂量或灸的时间短一些，以后再逐渐加大剂量。

●防止灼烧衣服、烫伤皮肤：施灸时，因火星、火灰掉落，稍一疏忽，很容易灼烧衣服或烫伤皮肤。因此，为了防止灼烧衣服或烫伤皮肤，一要及时除去艾灰，二要在艾灸部位用布或纸稍做遮挡。

●防止晕灸：晕灸虽然少见，但亦应注意。在施灸中，若患者突然出现头晕、眼花、恶心、心慌、出汗、颜面苍白、手冷脉细、血压降低甚至眩晕等症状时，应视为晕灸，应立即停止艾灸，并让其平卧，急灸足三里穴即可恢复。

艾灸对消化系统的作用

艾灸不但具有抗癌作用，还可以延缓衰老，调节消化腺分泌，能有效调整消化系统功能。医学实验证明艾灸可以双向调节胃酸分泌，减轻胃黏膜损伤，促进溃疡愈合。此外，灸法对胆汁、唾液等分泌也有很好的调节作用。所以，艾灸疗法对消化系统非常有益。

健脾养胃的艾灸保健法

食物的消化、吸收和排泄都离不开消化系统，艾灸疗法对消化系统的好处越来越受到人们的重视。以下艾灸方法有助于健脾养胃。

【取穴】足三里、痛点（足底）、中脘、神阙、天枢。

【工具】单罐艾灸罐、三眼艾灸盒、四眼艾灸盒、艾条。

【方法】直接用艾条或单眼艾灸盒或单罐艾灸罐熏灸足三里；用三眼艾灸盒和四眼艾灸盒覆盖中脘穴、神阙穴、天枢穴进行艾灸；将单罐艾灸罐绑在脚底，在痛点上直接熏灸，施灸过程中要注意安全，避免烫伤。

【时间】足三里穴可灸15～30分钟；腹部的穴位艾灸时间不少于30分钟。

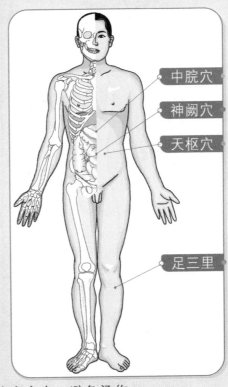

中脘穴

神阙穴

天枢穴

足三里

第一章
第二章
第三章
第四章
第五章
第六章
第七章

脾胃虚寒的艾灸疗法

明代医家张景岳认为，寒则凝，温则通，胃脘痛虚寒证为多，故有"三焦痛症因寒者十居八九"一说。脾胃虚寒之人多表现为胃痛隐隐，劳累或食冷、受凉后疼痛发作或加重，特别容易出现胃口不好、口淡、腹泻不止的症状。以下艾灸方法有助于调治脾胃虚寒。

【取穴】关元、足三里、中脘、内关。

【工具】艾条。

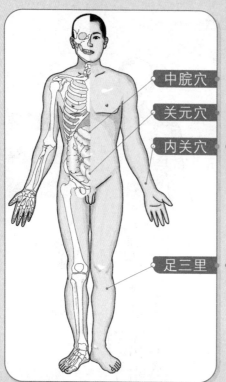
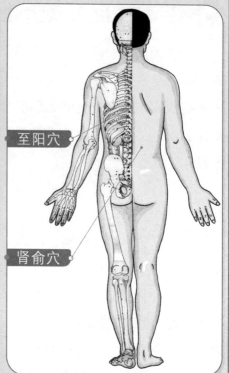

中脘穴

关元穴

内关穴　至阳穴

足三里　肾俞穴

【方法】仰卧，用点燃的艾条在以上几个穴位上行温和灸，每穴灸5分钟，以感觉温热、舒适、皮肤潮红为宜。每日1次，10次为1个疗程，可有效调治脾胃虚寒证。

 ## 胃痛的艾灸疗法

【取穴】①中脘、足三里；②至阳、肾俞。

【工具】艾条。

【方法】选准穴位后，点燃艾条，在以上各穴上悬灸10分钟，以皮肤潮红为度。胃痛可立即缓解。

第一章
第二章
第三章
第四章
第五章
第六章
第七章

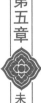

♥温馨提醒

　　施灸时要集中注意力。以受灸者能忍受的最大热度为佳。注意不可灼伤皮肤。艾灸足三里穴能使胃痉挛部位趋于弛缓，又能使胃蠕动弱者蠕动加强。因此，除胃溃疡出血、穿孔等重症，应及时采取外科治疗外，其他疾病所致的胃痛，如胃炎、胃溃疡等，若以胃脘疼痛为主要症状者，用本法艾灸，均能有效止痛。

腹胀的艾灸疗法

　　【取穴】①中脘、天枢、足三里、上巨虚；②建里、天枢、足三里、太白、关元、中脘。

　　【工具】艾条、艾炷、姜片。

　　【方法】第①组穴位用艾条温和灸法，各穴每次各灸10分钟，每日1次。第②组穴位用艾炷隔姜灸，每次取2～3穴，各灸3～5壮，每日1次，5次为1个疗程。

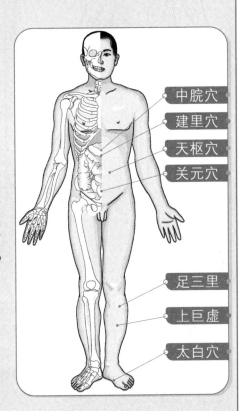

中脘穴
建里穴
天枢穴
关元穴
足三里
上巨虚
太白穴

泛酸的艾灸疗法

　　【取穴】脾俞、胃俞、中脘、内关、足三里、公孙。

　　【方法】艾灸的顺序为先灸位于腰背部的穴位，再灸位于胸腹部的穴位；先灸上部穴位，再灸下部穴位。患者取合适的体位，施灸者将艾条的一端点燃，手持艾条对准施灸穴位，燃端距离皮肤3～5厘米，以患者感觉局部温热而无灼痛感为宜。每穴灸15～20分钟，灸至局部皮肤潮红为度。每日1次，10次为1个疗程，每个疗程间隔1～2日。

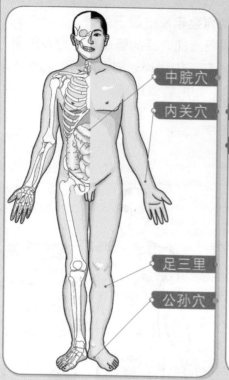
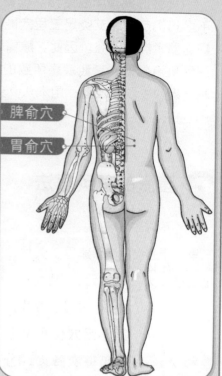

中脘穴

内关穴

脾俞穴

胃俞穴

足三里

公孙穴

♥温馨提醒

　　灸法对虚证、寒证、阴证为主的疾病有很好的调治作用，而对邪热内盛、阴虚阳亢、热证和实证患者则不适用。经期、高热、大饥大饱、过度疲劳的人不适宜用灸法；饭后不宜立即进行艾灸；心动过速者及过饥、过饱、醉酒者禁灸；身体发炎部位禁灸；孕妇的腹部和腰骶部不宜施灸。

养胃健脾保健法——刮痧

 ## 什么是刮痧

刮痧是以中医经络腧穴理论为指导，通过特制的刮痧器具和相应的手法，蘸取一定的介质，在体表进行反复刮动、摩擦，使皮肤局部出现暗红色出血点或红色粟粒状等"出痧"变化，具有简、便、廉、效的特点，还可配合针灸、拔罐、刺络放血等疗法使用，以加强活血化瘀、驱邪排毒的效果。刮痧临床应用广泛，适合医疗及家庭保健。

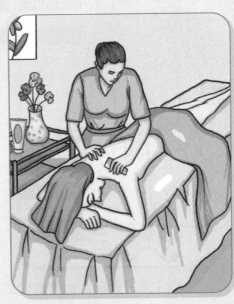

第一章
第二章
第三章
第四章
第五章
第六章
第七章

 ## 刮痧对消化系统的作用

刮痧是一种可用于保健的外治疗法，通过对体表皮肤的局部刺激，使毛细血管扩张，疏通经络，活血化瘀，平衡阴阳，并且通过刺激皮肤产生温热效应，可以缓解肌肉痉挛，达到排毒、收敛等作用。刮痧可以促进胃肠的蠕动，增强胃肠功能，有助于改善便秘症状。另外，刮痧能调节内分泌，调理消化系统功能，有益于养胃健脾。

脾胃虚寒的刮痧疗法

【取穴】脾俞至胃俞，中脘、章门、内关、公孙、关元至气海。

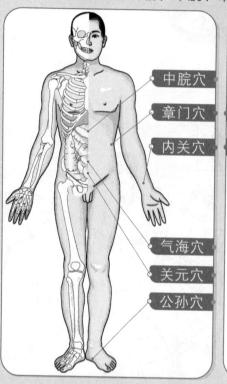

中脘穴

章门穴 脾俞穴

内关穴 胃俞穴

气海穴

关元穴

公孙穴

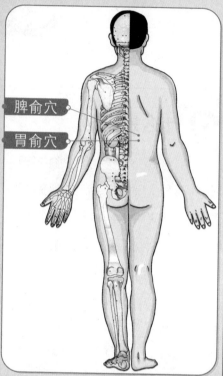

【顺序】先刮背部，由脾俞穴刮至胃俞穴，再刮腹部中脘穴、章门穴、关元穴至气海穴，然后刮内关穴，最后刮公孙穴。以皮肤潮红为度。

【方法】以平刮法进行刮痧，刮拭时力度宜小，速度宜慢。

【功效】内关穴、公孙穴相伍可健脾和胃；取任脉关元穴、气海穴可温中补虚；胃俞穴与章门穴、中脘穴相伍可温中祛寒，健脾补胃。

腹胀的刮痧疗法

【取穴】至阳至悬枢，肝俞至胃俞，大肠俞至小肠俞，上脘至下脘，足三里，太冲。

【顺序】先刮背部穴位，再刮腹部穴位，最后刮下肢的足三里穴及

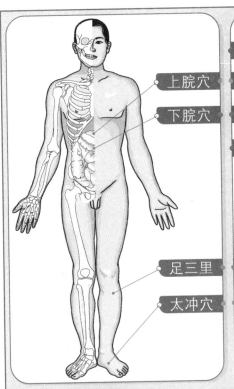
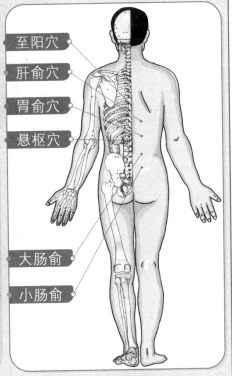

上脘穴
下脘穴
足三里
太冲穴

至阳穴
肝俞穴
胃俞穴
悬枢穴
大肠俞
小肠俞

第一章
第二章
第三章
第四章
第五章
第六章
第七章

太冲穴。

【方法】①以面刮法分2～3段从上向下刮拭背部，从至阳穴刮至悬枢穴，肝俞穴刮至胃俞穴，大肠俞穴刮至小肠俞穴，以皮肤出痧为度；②以面刮法刮拭腹部上脘穴至下脘穴段，以皮肤潮红为度；③以平面按揉法按揉足三里穴，再以垂直按揉法按揉太冲穴，以皮肤出痧为度。

【功效】至阳穴、悬枢穴、上脘穴、下脘穴为肠胃近端穴；肝俞穴、胃俞穴、大肠俞穴、小肠俞穴是胃肠及相关脏腑的背俞穴，刮拭这些穴位可调理肠胃不适；足三里穴是调理肠胃功能的重要穴位；太冲穴可疏肝养胃。

❤温馨提醒

刮痧治疗时要注意保暖，夏季刮痧时，应避免风扇直接吹刮拭部位，冬季刮痧时，应避寒冷与风口。刮痧出痧30分钟内切忌立即洗澡。如果上次刮痧留下的痧斑未退，不宜在原处再次刮拭，每次刮痧间隔时间以3天以上为宜或以痧退为准。

未病先防，养脾健胃方法多

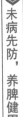

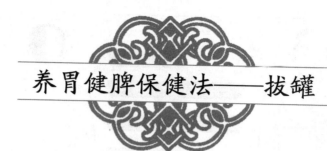

养胃健脾保健法——拔罐

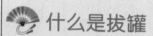 什么是拔罐

拔罐疗法，古称角法或角吸法，是我国古老的治病方法之一，最早记载于我国现存的医书《五十二病方》，是中医学的重要组成部分。它是以竹筒、陶器或玻璃等作为罐具，利用燃烧、抽气等方法，排出罐内空气，造成罐内负压，使罐具吸附于人体一定部位，达到扶正祛邪、调整阴阳、疏通

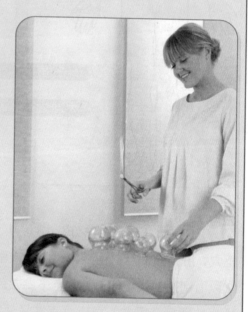

经络、通调脏腑、散寒除湿、行气活血等目的的一种外治方法，使机体保持阴阳平衡，脏腑协调，经络畅通，气血旺盛，从而预防疾病、强身健体、延年益寿。

拔罐对消化系统的作用

拔罐疗法对消化系统的作用主要通过影响消化酶的分泌和调节脏器的运动等途径而实现的。当胃肠蠕动亢进时，吸拔腹部和背部的脾俞穴、胃俞穴，可抑制胃肠蠕动；吸拔腹部穴位能调整胃液的分泌，并能促进腹腔血液循环，从而增强胃肠的消化和吸收功能。

拔罐疗法可对消化系统起双向调节作用，且操作简便易学，不良反应小。

 ## 补养脾胃的拔罐疗法

【取穴】肾俞、肝俞、胃俞、中脘、足三里。

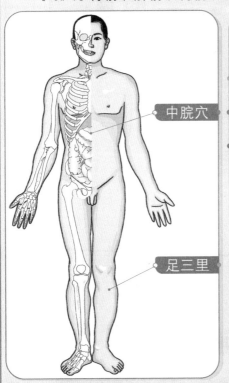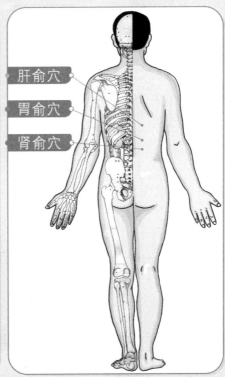

中脘穴

足三里

肝俞穴

胃俞穴

肾俞穴

【方法】采用单纯拔罐法或针刺后拔罐法。留罐10～15分钟，每日或隔日1次。

【功效】健脾养胃。

 ## 拔罐治疗肝郁气滞型腹胀

【症状】脘腹部胀闷不舒，嗳气则舒，痞塞满闷，胸胁胀满，伴有心烦易怒，时作叹息，常常因情志因素而症状有所加重。

【取穴】胃俞、期门、肝俞、章门、天枢、中脘。

第一章
第二章
第三章
第四章
第五章
第六章
第七章

第五章

未病先防，养脾健胃方法多

【方法】单纯拔罐法。上述穴位拔罐后留罐10分钟，每日1次，5次为1个疗程。

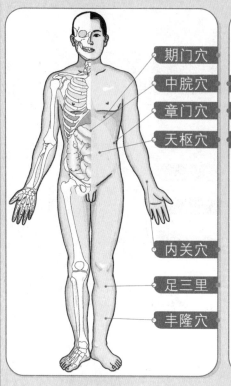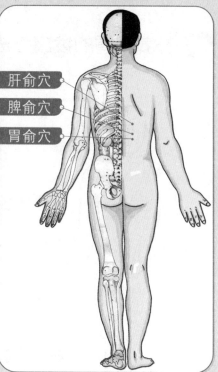

期门穴

中脘穴　　　肝俞穴

章门穴　　　脾俞穴

天枢穴　　　胃俞穴

内关穴

足三里

丰隆穴

🪭 拔罐治疗痰湿内阻型腹胀

【症状】脘腹胀满不适，恶心呕吐，口淡不渴，不思饮食，舌体胖大，伴有头晕目眩，头重如裹，身重肢倦。

【取穴】中脘、足三里、脾俞、丰隆、内关（见上图）。

【方法】单纯拔罐法。上述穴位拔罐后留罐10分钟，每日1次，5次为1个疗程。

🪭 拔罐治疗腹泻

腹泻是指排便次数增多（＞3次/日），粪便量增加（＞200克/日），粪质稀薄（含水量＞85%）。本病属中医学"泄泻"范畴。外感风寒、暑湿等邪气，内伤饮食，情志、脏腑失调皆可致泻。外邪中湿邪致泻较为常见，内伤中脾虚较为关键，脾虚湿盛乃泄泻发生的关键病机。泄泻的病位在肠，病变脏腑在脾胃，与肝、肾亦有密切的关系。

【取穴】①天枢、中脘、气海、合谷、足三里、上巨虚、三阴交；②脾俞、胃俞、肾俞、大肠俞。

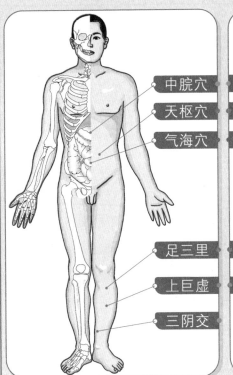
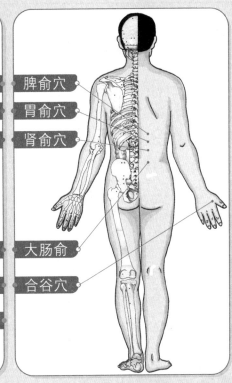

中脘穴
天枢穴
气海穴
足三里
上巨虚
三阴交

脾俞穴
胃俞穴
肾俞穴
大肠俞
合谷穴

第一章
第二章
第三章
第四章
第五章
第六章
第七章

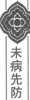

【方法】治疗急性腹泻患者选取第①组穴位，患者取仰卧位，选择大小合适的罐具，将罐拔在所选用穴位上，留罐10～15分钟。每日1次，3次为1个疗程。

治疗慢性腹泻患者可两组穴位交替使用，治疗时取适当的体位，选择大小合适的罐具，将罐拔在所选用的穴位上，留罐10～15分钟。每周2～3次，10次为1个疗程，疗程间休息1周。

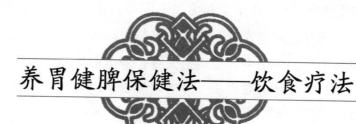

养胃健脾保健法——饮食疗法

什么是饮食疗法

饮食疗法简称食疗，是指在中医理论的指导下以药物和食物为原料烹调加工而成，具有预防和治疗疾病作用的一种治疗方法。它以传统的烹调技艺烧、炒、熘、焖、炖、煨、蒸、熬、煮为手段寓药于食，用食物、药物来矫正、提高机体的免疫力。

食疗的主要特点就是根据中医理论的指导来制作膳食，不仅可以做补汤，而且可以制成糕点、面食、粥品、茶饮和糖果等。

人们在选择食物和药物入膳前，要对药物、食物的温、热、寒、凉四性，辛、甘、酸、苦、咸五味及其作用有基本的了解。如果人们对食物、药物的性味、作用不了解，不但无法达到预防和治疗疾病的目的，还有可能会弄巧成拙。

车前子小麦粥

【原料】车前子10克，小麦40克，糯米50克。

【做法】将车前子洗净后水煎成汁，弃渣留汁；糯米、小麦淘洗干净，两者一同放入电饭锅中，倒入药汁，兑少许水调匀，煮至粥成即可。

【功效】利湿通淋，清热健脾。适用于脾胃湿热所致的女子带下量多及腹胀、纳差、积滞、便溏等症。

白果薏苡仁汤

【原料】白果8枚，薏苡仁80克，白糖或冰糖适量。

【做法】将白果去壳，薏苡仁洗净；将两者同入锅中，加适量清水，熬煮成汤，加入白糖或冰糖，待其溶化后即可。

【功效】健脾利湿，清热排脓。适用于脾虚之泄泻、排尿淋漓、水肿等症。

【注意事项】白果生用或大量服用时易引起中毒，故应久煮且注意勿大量使用。

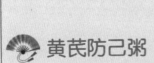 **冬瓜赤豆汤**

【原料】冬瓜30克，赤小豆15克，精盐、鸡精各适量。

【做法】将冬瓜洗净，连皮切块；赤小豆洗净，清水浸泡4小时；将冬瓜、赤小豆一同放入瓦煲中，加适量清水，熬煮至赤小豆烂熟，加精盐、鸡精调味即成。

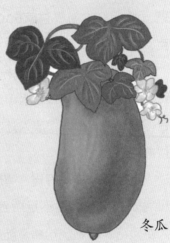

冬瓜

【功效】清热利湿，健脾和胃。适用于脾虚失运所致的水湿内蕴、水肿、大便稀薄、纳差、腹胀等症。

黄芪防己粥

【原料】黄芪15克，防己10克，白术、甘草各3克，粳米100克。

【做法】将黄芪、防己、白术、甘草共煎成汁，弃渣留汁；粳米淘洗干净，放入电饭锅中，倒入药汁，兑少许水调匀，煮成粥即可。

【功效】健脾益气，利水消肿。适用于脾虚湿困所致的湿痹、关节疼痛、下肢水肿、肥胖、痰多等症。

第一章
第二章
第三章
第四章
第五章
第六章
第七章

第五章

未病先防，养脾健胃方法多

陈皮鸡内金粥

【原料】鸡内金、陈皮各6克，砂仁3克，粳米60克，白糖少许。

【做法】将鸡内金、陈皮、砂仁共研成末；粳米淘洗干净，放入锅中，煮沸，加入药粉调匀，转文火煮至米熟烂，加白糖调味即成。

【功效】健脾和胃，消积化滞。适用于饮食不节、脾胃受损所致的不思饮食、脘腹胀大、面黄消瘦、大便黏腻等症。

茅根甘蔗粥

【原料】新鲜甘蔗500克，白茅根15克，粳米80克。

【做法】将新鲜甘蔗榨汁100～150毫升，兑水适量；白茅根水煎成汁；将两汁混合，粳米淘洗干净，放入汁中，熬煮成粥即可食用。

【功效】滋阴养胃，清热生津。适用于热病恢复期，胃阴不足所致的心烦口渴、大便燥结、胃脘烧灼痛及肺燥咳嗽等症。

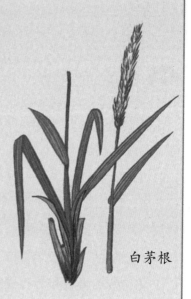

白茅根

黄精粥

【原料】黄精30克，粳米100克，白糖适量。

【做法】将黄精放入砂锅中，煎取浓汁，去渣留汁；粳米淘洗干净，放入锅中，加入黄精汁，兑适量清水调匀，武火煮沸，转文火熬煮成粥，加入白糖调味即成。

【功效】滋阴益胃，润肺祛燥。适用于胃阴不足之体倦乏力、饮食减少，肺虚燥咳或干咳无痰、肺痨咯血等症。

🪭 黄精党参鸡汤

【原料】仔母鸡1只（约500克），黄精、党参、山药各30克，葱段、姜片、精盐各适量。

【做法】将仔母鸡去毛及内脏，洗净，剁成小块，放入沸水锅内氽烫捞出，洗去血沫，放入高压锅中，加入姜片、葱段，再将洗净的黄精、党参、山药放入锅中，加水适量，武火烧沸后，转文火炖约30分钟，加精盐调味即成。

【功效】补脾益气，升清降浊。主治脾气虚引起的泄泻、胃脘痛、腹痛、水肿、疲乏、少气懒言等症。

🪭 玉竹百合粥

【原料】玉竹20克，百合15克，粳米80克，冰糖适量。

【做法】将玉竹水煎成汁，弃渣留汁；百合温水泡软，洗净；粳米洗净，与百合同入锅中，加入玉竹汁，兑适量清水调匀，武火煮沸，转文火熬煮成粥，加入冰糖调味即成。

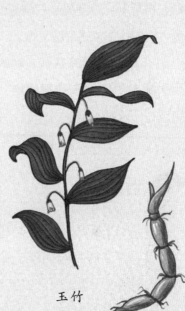

玉竹

【功效】养胃润肺，化痰止咳。适用于肺胃阴虚所致的久咳无痰、咽干口渴、大便燥结、胃脘烧灼痛，或热病后津伤口渴等症。

🪭 生地党参粥

【原料】生地黄20克，党参15克，糯米80克，红糖适量。

第一章
第二章
第三章
第四章
第五章
第六章
第七章

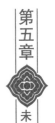

第五章　未病先防，养脾健胃方法多

【做法】将生地黄、党参水煎成浓汁，弃渣留汁；糯米淘洗干净，用温水浸泡30分钟，入锅，加入药汁，兑适量清水，如常法熬粥，粥熟时，加入红糖调匀即可。

【功效】补脾益气，和胃调中。适合脾气亏虚者食用。

党参茯苓扁豆粥

【原料】党参10克，茯苓5克，白扁豆15克，粳米80克。

【做法】将党参研碎，粳米淘洗干净；将粳米、党参碎、白扁豆、茯苓一同放入锅中，如常法煮粥即成。

【功效】健脾益气，利水消肿。适用于脾虚湿盛所致的胃脘痛、泄泻、气短乏力、水肿、肥胖等症。

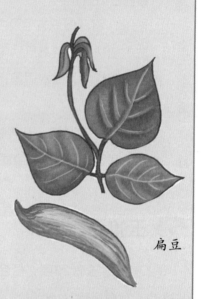

扁豆

当归粥

【原料】当归9克，粳米100克，红糖适量。

【做法】将当归切碎，水煎成汁，去渣留汁；粳米洗净，加适量清水，入锅蒸成干饭。将干饭放入当归汁中，调匀，熬煮30分钟，至汤稠米开，加入红糖搅化即成。趁热食用。

【功效】健脾暖胃，补血益气。可缓解乏力、气短、头晕、失眠、月经不调等脾虚血少之症。

姜汁羊蹄汤

【原料】羊蹄5个，干姜30克，荜茇10克，白胡椒、葱白、精盐、豆豉各适量。

【做法】将羊蹄去毛洗净，放入锅中，加水适量，煮沸，捞出，凉水洗净；再将荜茇、干姜放入纱布包中，与羊蹄、葱白、豆豉一同放入瓦煲中，加适量清水，武火煮沸，转文火炖至羊蹄熟烂，加精盐、白胡椒调味即成。趁热食用。

【功效】温补脾阳，暖胃补虚。适用于久病体虚、脾胃虚寒之食少纳差、腹痛冷泻、胀气等症。

陈皮高良姜粥

【原料】陈皮5克，高良姜20克，粳米100克，红糖适量。

【做法】将陈皮、高良姜水煎成浓汁，去渣留汁；粳米淘洗干净，放入锅中，加入药汁，兑适量清水，熬煮成粥，待粥成时，加适量红糖，调匀即成。

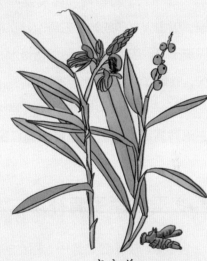
高良姜

【功效】温补脾胃，补虚益气。
适用于脾胃阳虚者，症见脘腹冷痛、大便稀溏、面色苍白、倦怠神疲等。

黄芪牛肉粥

【原料】牛肉、粳米各100克，黄芪、防风、升麻各5克，葱花、姜丝、精盐、味精各适量。

【做法】牛肉洗净，放入沸水中汆烫捞出，稍凉，切碎；黄芪、防风、升麻水煎成汁，去渣留汁；粳米淘洗干净，与牛肉碎、姜丝一同入锅，加入药汁，兑适量清水，调匀，大火煮沸，转小火熬煮成粥，粥成后，加精盐、味精调味，撒上葱花即成。

第一章
第二章
第三章
第四章
第五章
第六章
第七章

【功效】升阳补气，健脾和胃。适用于脾胃虚弱、中气下陷所致的胃下垂、子宫脱垂、脱肛等症。

香附良姜粥

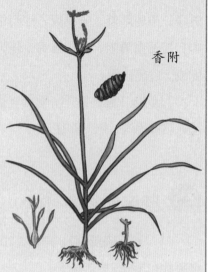

香附

【原料】香附6克，高良姜10克，粳米100克。

【做法】将香附与高良姜择洗干净，以小火水煎成汁，去渣留汁；粳米淘洗干净，放入药汁中，兑适量水，调匀，共煮成粥即成。趁热服食。

【功效】温中散寒，理气健脾。主治脾胃阳虚所致的脘腹冷痛、嗳气频繁等症。

玉竹莲子清补汤

【原料】玉竹、莲子、百合各10克，薏苡仁20克，猪瘦肉200克，山药100克，精盐、鸡精、胡椒粉各适量。

【做法】将猪瘦肉洗净，切片，放入碗中，加精盐、鸡精、胡椒粉腌渍15分钟；山药去皮，洗净，切片；将莲子、百合、玉竹、薏苡仁洗净，共入瓦煲中，加清水适量，武火烧沸，下猪肉片、山药片，转文火炖45分钟，肉片熟烂时，加精盐、鸡精调味即成。

【功效】滋阴健脾。主治胃阴亏虚所致的口干舌燥、虚热烦渴、大便干结等症。

沙参山药粥

【原料】北沙参30克，山药100克，粳米150克。

【做法】将北沙参放入瓦煲中，水煎成汁，去渣留汁；山药去皮，洗净，切丁；粳米淘洗干净，放入锅中，加入北沙参汁，兑少许清水，再放入山药丁，共煮成粥即成。

【功效】滋阴益气，补脾养胃。主治胃阴不足所致的咽干口燥、食欲减退、食后脘腹胀满、倦怠乏力等症。

雪梨山楂粥

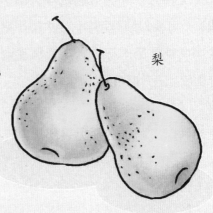
梨

【原料】山楂糕3个，雪梨1个，粳米150克，冰糖适量。

【做法】将雪梨洗净，切丁；山楂糕切丁；粳米淘洗干净，放入锅中，加入雪梨丁，兑适量清水，共煮成粥，米烂熟时，加入冰糖，待冰糖溶化后，撒上山楂糕丁即成。

【功效】滋阴健脾，消食化滞。适用于胃阴亏损所致的口干、消化不良、大便干结等症。

荷叶粉蒸肉

【原料】五花肉500克，炒米粉150克，料酒20毫升，鲜荷叶1张，酱油、白糖、精盐、味精、清汤各适量。

【做法】将五花肉洗净，带皮切片，放入盆中，加入酱油、白糖、精盐、味精、料酒拌匀腌30分钟，再加入炒米粉、清汤，使干湿适度，以米粉能粘在肉片上为准；荷叶洗净，沥干水分，平摆在案桌上，将五花肉及米粉整齐地排列在荷叶中央，包好后盛入盘中，上笼武火蒸40分钟，取出后放入盘中，打开荷叶，将边修齐即成。

【功效】升阳健脾，清热解腻。适用于脾虚气陷所致的食欲缺乏、脘腹胀满、便溏、胃下垂、脱肛等症。

第一章
第二章
第三章
第四章
第五章
第六章
第七章

第五章

未病先防，养脾健胃方法多

升麻大枣猪肠汤

【原料】升麻10克，大枣30克，猪大肠500克，精盐少许。

【做法】将猪大肠洗净，切小段；升麻装入纱布包中，与大枣、猪大肠同炖至肠肉熟烂，加入精盐调味即成。去升麻食用。

【功效】补脾益胃，升阳举陷。主治脾气下陷证，症见腹部重坠作胀、久泻久痢、崩漏下血、少气乏力、声低懒言、面色萎黄等。

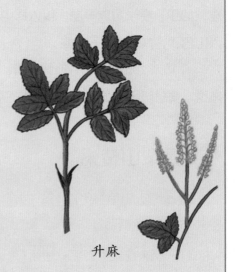

升麻

陈皮香酥饼

【原料】陈皮、白术各10克，鸡蛋2枚，面粉400克，小苏打、精盐、白糖、植物油各适量。

【做法】将白术、陈皮用温水泡软，切末；鸡蛋磕入碗中，打散；面粉倒入盆中，加入陈皮白术末、鸡蛋液、植物油、小苏打、精盐、白糖，和匀，揉成面团，分成小块，擀成小薄饼，放入油锅中煎烤15分钟左右，烙成金黄色小饼。

【功效】益气健脾，利水渗湿。适用于脾气虚引起的泄泻、胃脘痛、腹痛、水肿、肥胖等症。

首乌小米粥

【原料】何首乌25克，小米60克，鸡蛋1枚，红糖少许。

【做法】将何首乌水煎成汁，去渣留汁；鸡蛋磕入碗中，打散；小米淘洗干净，入锅，加入何首乌汁，兑适量清水，熬煮成粥，粥熟时，将蛋液均匀淋入粥中，起花后，加少许红糖拌匀即成。

【功效】益气补血，补脾益胃。调治脾胃亏虚证，缓解气短乏力、泄泻、便溏等症。

 ## 菖蒲黄芪炖猪肚

【原料】猪肚1具，石菖蒲9克，黄芪18克，大枣2~3枚，姜3~5片，黑胡椒粉、精盐、味精各少许。

【做法】将猪肚用盐揉搓洗净，切块，放入瓦煲中，加入石菖蒲、黄芪、大枣，加适量清水，大火烧沸，转小火煲2小时，猪肚熟烂后，加入少许精盐、味精、黑胡椒粉调味即成。

【功效】健脾补血，补气升阳。适用于脾气下陷所致的腹部重坠作胀、久泻久痢、少气乏力、面色萎黄等症。

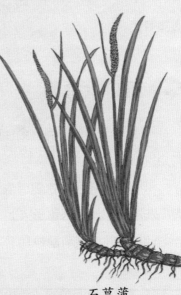

石菖蒲

参归炖猪脾

【原料】人参10克，当归6克，猪脾1具，生姜、葱白各适量。

【做法】将猪脾洗净，与人参、当归、生姜、葱白一同用清水煮1小时后取出，去药，切片食用。

【功效】益气养血，健脾和中。适用于脾胃虚弱引起的胃脘痛、消化不良、气短乏力、小儿疳积等症。

乌鸡参芪汤

【原料】乌鸡1只，党参、黄芪各30克，红枣5~8枚，姜片、料酒、

第一章
第二章
第三章
第四章
第五章
第六章
第七章

第五章 未病先防，养脾健胃方法多

精盐、鸡精各适量。

【做法】将乌鸡洗净，切块，放入沸水中氽烫后捞出，与党参、黄芪、姜片、料酒、红枣一同放入瓦煲中，加适量水，武火烧沸，转文火炖1小时，加入鸡精、精盐调味即成。

【功效】健脾和胃，益气和中。主治脾胃亏虚引起的泄泻、胃脘痛、腹痛等症。

 玉竹烩金菇

【原料】玉竹15克，金针菇200克，黄瓜1根，精盐、鸡精、麻油、植物油各少许。

【做法】将玉竹水煎成浓汁，弃渣留汁；金针菇去根，洗净，掰散；黄瓜洗净，切丝；锅置于火上，加少许植物油，烧热，放入金针菇、黄瓜炒匀，加精盐、鸡精翻炒几下，烹入适量玉竹汁，烧至汤汁渐少，淋上少许麻油即成。

【功效】滋阴益胃，清热生津。调治胃阴不足、阴虚火旺所致的口干舌燥、烦渴思饮、干咳、呃逆、心烦不寐等症。

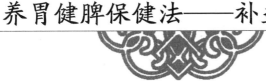

养胃健脾保健法——补益中成药

 什么是中成药

中成药是以中草药为原料，经制剂加工制成各种不同剂型的中药制品，包括丸、散、膏、丹各种剂型，是我国历代医药学家经过千百年医疗实践创造、总结的有效方剂的精华。

不少中成药有益于健脾养胃。值得注意的是儿童服用中成药须在成年人监护下使用，与此同时，使用中成药前如正在服用其他药品请咨询专业医师再行服用。

 小建中颗粒

【成分】白芍、大枣、桂枝、炙甘草、生姜。

【性状】本品为浅棕色至棕黄色的颗粒；气香，味甜。

【功效】温中补虚，缓急止痛。用于有喜温喜按、嘈杂吞酸、脘腹疼痛、食少心悸，以及腹泻与便秘交替等症状的慢性结肠炎、胃及十二指肠溃疡等症。

【用法用量】口服。一次15克（1袋），每日3次。

【注意事项】孕妇禁服。

💗 **温馨提醒**

糖尿病患者慎用。外感风热表证未清者及脾胃湿热或有明显胃肠道出血症状者，不宜服用。

第一章
第二章
第三章
第四章
第五章
第六章
第七章

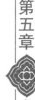

第五章

未病先防，养脾健胃方法多

附子理中丸

【成分】附子（制）、党参、白术（炒）、干姜、甘草。辅料为蜂蜜。

【性状】本品气微，味微甜而辛辣；为棕褐色至黑褐色的蜜丸。

【功效】温中健脾。用于脾胃虚寒、呕吐泄泻、脘腹冷痛、手足不温等症。

【用法用量】口服。大蜜丸一次1丸，每日2~3次。

💟**温馨提醒**

本品宜严格按用法用量服用，不宜长期服用；孕妇慎用；哺乳期妇女、儿童应在医师指导下服用；感冒发热患者不宜服用；高血压、心脏病、肝病、糖尿病、肾病等慢性病严重者应在医师指导下服用；服用期间忌食不易消化食物；吐泻严重者应及时去医院就诊。

 香砂养胃丸

【成分】木香、砂仁、白术、陈皮、茯苓、半夏（制）、香附（醋制）、枳实（炒）、豆蔻（去壳）、厚朴（姜制）、广藿香、甘草、生姜、大枣。

【性状】本品气微，味辛，微苦；为棕色或棕褐色的浓缩丸。

【功效】温中和胃。用于胃阳不足、湿阻气滞所致的胃痛、痞

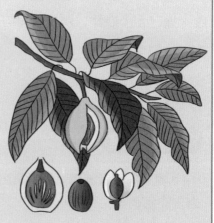

豆蔻

满，症见胃痛隐隐、脘闷不舒、呕吐酸水、嘈杂不适、不思饮食、四肢倦怠。

【用法用量】口服，每次8丸，每日3次。

💗**温馨提醒**

　　服药期间忌生冷油腻食物；服药三天后症状无改善，或服药期间症状加重者，应去医院就诊；胃痛症见胃部灼热、隐隐作痛、口干舌燥者不宜服用本药；严格按照用法用量服用，小儿及年老体虚患者应在医师指导下服用；长期连续服用者，应向医师咨询；本品宜用温开水送服；对本品过敏者禁用，过敏体质者慎用。

第一章
第二章
第三章
第四章
第五章
第六章
第七章

🌀 人参健脾丸

【成分】人参、白术（麸炒）、茯苓、山药、陈皮、木香、砂仁、炙黄芪、当归、酸枣仁（炒）、远志（制）。辅料为赋形剂蜂蜜。

【性状】本品气香，味甜、微苦；为棕褐色至棕黑色的大蜜丸。

【功效】健脾益气，和胃止泻。用于脾胃虚弱所致的恶心呕吐、腹痛便溏、不思饮食、体弱倦怠、饮食不化、脘闷嘈杂等症。

【用法用量】口服。大蜜丸每次2丸，每日2次。

💗**温馨提醒**

　　服药期间忌食不易消化食物；感冒发热患者不宜服用；儿童、孕妇、哺乳期妇女应在医师指导下服用；高血压、心脏病、肝病、糖尿病、肾病等慢性病严重者应在医师指导下服用；服药四周症状无缓解者应去医院就诊；服用前应除去蜡皮、塑料球壳；本品可嚼服，也可分份吞服。

第五章

未病先防，养脾健胃方法多

人参归脾丸

【成分】人参、白术（麸炒）、茯苓、甘草（蜜炙）、黄芪（蜜炙）、当归、木香、远志（去心甘草炙）、桂圆肉、酸枣仁（炒）。辅料为赋形剂蜂蜜。

【性状】本品气微香，味甘；为棕黄色的水蜜丸。

【功效】益气补血，健脾养心。用于气血不足、面色萎黄、月经量少色淡、心悸、失眠、食少乏力等症。

【用法用量】口服。每次1丸，每日2次。

【注意事项】身体壮实不虚者忌服。

♥ **温馨提醒**

服用本药期间不宜喝茶和吃萝卜，以免影响药效；本品宜饭前服用或进食时服；服本药时不宜同时服用藜芦、五灵脂、皂荚及其制剂；高血压患者或正在接受其他药物治疗者应在医师指导下服用；不宜和感冒类药物同时服用；对本品过敏者禁用，过敏体质者慎用；严格按照用法用量服用，小儿及年老者应在医师指导下服用；服药两周后症状未改善，或服药期间出现食欲缺乏、胃脘不适等症者应去医院就诊；服用前应除去蜡皮、塑料球壳；本品可嚼服，也可分份吞服。

养胃健脾保健法——补益药酒

什么是药酒

　　酒，素有"百药之长"之称，将强身健体的中药与酒"溶"于一体的药酒，简单，方便，药效快。酒精是一种良好的半极性有机溶剂，中药的各种有效成分都易溶于其中，药借酒力、酒助药势而充分发挥其效力，提高疗效。药酒配制方便，药性稳定，安全有效。

　　将具有养胃健脾功效的中药泡于酒中，可有效发挥其药效。但值得注意的是药酒并非人人适宜，饮用前须咨询医生。

第一章
第二章
第三章
第四章
第五章
第六章
第七章

半夏人参酒

　　【原料】制半夏、黄芩各30克，干姜、人参、炙甘草各20克，大枣10克，黄连6克，白酒1000毫升。

　　【做法】除白酒外将其他中药共捣碎，用纱布包好，放于玻璃器皿中，入白酒密封，浸泡5日后再加入冷白开水500毫升和匀，去渣即可饮用。

　　【用法】早晚各1次，每次饮服20毫升。

　　【功效】寒热平调，消痞散结。适用于寒热错杂之痞证，症见心下痞硬、

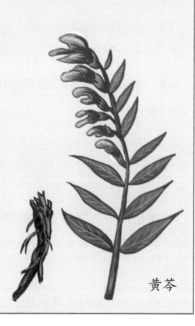

黄芩

嗳恶上逆、肠鸣下利、不思饮食等症。

灵脾肉桂酒

【原料】淫羊藿（仙灵脾）100克，连皮大腹槟榔3枚，豆豉、肉桂、黑豆皮各30克，陈皮15克，生姜3片，葱白3根（切），黄酒1000毫升。

【做法】将上述药材捣碎，装入纱布袋内，扎紧袋口；将纱布袋悬挂于酒坛内不触坛底，然后加入黄酒；糖灰火（热灰火）外煨1日后取出候冷备用。

【用法】每日早晚2次，每次10毫升，将酒温热后服用。

【功效】温补肾阳，健脾利湿。

【附注】淫羊藿、肉桂为方中主药，具有温补肾阳的功效，可除虚冷纳差诸症。黄酒有助温补疏利的功效。陈皮、豆豉、槟榔、黑豆皮、生姜、葱白有理气、健胃、疏风的功效。全方补肾温脾，疏利肠胃，标本相顾，则虚冷诸症自退。

人参茯苓酒

【原料】茯苓、白术、人参、生地黄、白芍、当归、红曲面各30克，川芎15克，冰糖250克，桂圆肉120克，白酒2000毫升。

【做法】将茯苓、白术、人参、生地黄、白芍、当归、红曲面、川芎、桂圆肉一同挫成碎粗末，装入布袋中，扎紧袋口；将布袋放入干净的器皿中，用白酒浸泡4~5日；去渣加入冰糖250克，装瓶备用。

【用法】每日随量慢服。

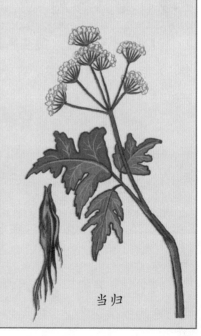

当归

【功效】补气血，益脾胃。主治气血亏损、脾胃虚弱之面色萎黄、形体消瘦等症。

【附注】白茯苓味甘、淡，性平，有渗湿利水、健脾益胃、宁心安神的功效，补而不峻，利而不猛，既能扶正，又能祛邪。白术与茯苓配伍同用，能健脾胃，补虚损，久服令人行动敏捷。人参味甘、微苦，性温，有补元气、固脱生津、益气生津、益智安神的功效。当归、白芍、川芎具有养血和血的功效。桂圆肉有益心脾、补气血的功效。诸药合用，共奏补气血、益脾胃的功效。

地仙酒

【原料】木鳖子、地龙各50克，牛膝、肉苁蓉、炮附子、川椒各35克，天南星、白附子、覆盆子、菟丝子、赤小豆、骨碎补、何首乌、防风、萆薢、羌活、狗脊各30克，炙川乌、炙甘草各10克，人参、黄芪各20克，白术、茯苓各10克，白酒3000毫升。

【做法】将上述药材洗净一同捣成碎末，用纱布包裹；将纱布包放入酒中浸泡60余日，过滤，去渣备用。

【用法】每日1次（晚间饮用佳），每次5～10毫升。

【功效】补肾温阳，益气健脾，壮筋骨，活经络。主治妇人宫冷无子、带下量多、肠风痔漏、吐血泻血、五劳七伤、精神耗散、步履艰难、饮食无味、耳聋眼花、皮肤干燥等症。

【附注】木鳖子有毒，饮用时宜从小剂量开始。川椒、附子温阳散寒。天南星理气化痰。赤小豆利水湿。肉苁蓉、菟丝子、何首乌、覆盆子补肾固精。人参、黄芪、白术、茯苓、甘草补脾益气。萆薢、牛膝、狗脊、骨碎补强筋壮骨。羌活、防风、白附子、川乌、地龙、木鳖子祛风通络。

山核桃酒

【原料】山核桃3千克，白酒5000毫升。

第一章
第二章
第三章
第四章
第五章
第六章
第七章

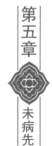

【做法】将山核桃捣碎放入干净的器皿中，加白酒浸泡，密封；20日后开启，以酒变褐色为度，过滤去渣，装瓶备用。

【用法】每次服10毫升，每日3次。

【功效】消炎、收敛、止痛。适用于急慢性胃病患者。

【附注】山核桃味甘，性温，有温肾润肠、敛肺定喘的功效。

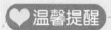 吴茱萸酒

【原料】吴茱萸50克，黄酒1000毫升。

【做法】将吴茱萸（色绿、饱满者为佳）研为碎末，放入瓶中；倒入黄酒浸泡，密封；3～5日后开启，过滤后即可饮用。

【用法】每日3次，每次10毫升，空腹饮用。

【功效】温中止痛，理气燥湿。此酒善治呕逆吞酸、厥阴头痛、脏寒吐泻、脘腹胀痛等症。

【附注】吴茱萸性热，味苦、辛，有小毒。阴虚火旺者忌服此酒。

吴茱萸

温馨提醒

药酒虽然能治疗疾病，但是其主要成分为酒，酒精含量很高，有酒精禁忌者或酒精过敏者不宜服用。

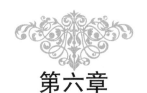

第六章

情绪调节好，脾胃就健康

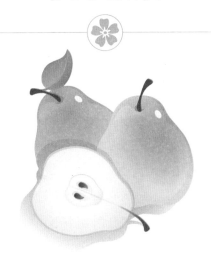

　　人的情绪变化和五脏六腑的功能是息息相关的。为了自身的健康，我们一定要注意自身情绪的变化，调节好情绪，做到心胸豁达，待人和善，遇事不斤斤计较，不要对身外之物多费心思，这也是保养脾胃、祛病延年的妙法之一。

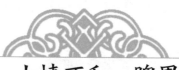

心理常识：七情不和，脾胃"伤不起"

 七情不和会损伤脾胃

　　七情是指喜、怒、忧、思、恐、悲、惊，其中思、悲、忧、怒与人的脾胃关系密切。人非草木，孰能无情？人为万物之灵，喜怒哀乐，本是人之常情。然而，情绪反应过于激烈，时间持续过长，则会成为人体重要的致病因素。

1. 思

　　思虑伤脾胃。思虑是集中精力思考问题的表现，若思虑太过，则会损伤脾胃，引起食欲缺乏、腹胀、腹泻、头痛，甚至消瘦等症状。长期思虑过度，还可影响心神，造成神经系统功能紊乱，轻者经常失眠，形体消瘦，重者则会神经错乱。所以，脑力劳动者应该学会放松，注意劳逸结合。

2. 悲、忧

　　悲、忧伤肺，悲是伤感而哀的一种情志表现，忧是情绪消沉郁结的状态。若悲、忧太过，则耗伤肺气，进而损伤脾胃，可引起脘腹胀满、不欲饮食、四肢乏力等症状。长期处于悲哀状态中的人，机体容易

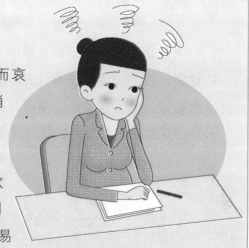

衰老，脾胃容易受损。《红楼梦》中林黛玉多愁善感，悲天悯人，郁郁寡欢，最后伤及元气而早夭，实为可鉴。

3.怒

怒伤肝。若大怒不止，则肝气横逆，肝气横逆犯脾而致腹胀、腹泻、呕吐、呃逆等症状的发生。人常在暴怒之下不思饮食，就是这道理。经常发怒的人要想保养好脾胃，就要注意调节自己的情绪，避免发怒。

压力过大容易导致消化不良

适度的压力能激励人挑战自我，挖掘潜力，但是如果长期被不良压力所困扰，就会对人产生消极的影响。压力过大会引起焦虑、沮丧、发怒，甚至造成各种疾病，比如心血管疾病、头痛及消化系统疾病等。这时候，首先要做的就是消除紧张、担忧和焦虑情绪，正确对待和面对生活中的压力，以减少不良情绪对人的影响，并加强性格方面的修养，培养豁达开朗的性格。如果患者长期对胃肠道健康过度关注，那么不仅会对胃肠道的各种症状格外敏感，而且会把一些正常的生理活动也疑为病态，从而导致情绪更加紧张。过度紧张会加重消化不良，从而影响消化液分泌，导致胃肠蠕动减慢，最后出现食欲下降、腹部饱胀等消化不良的症状。所以，要坦然面对压力，学会适当减压。

不良性格会引发脾胃病

性格健康的人不易患脾胃病，即使患了脾胃病也容易恢复健康，而性格不健全的人不仅易患脾胃病，而且恢复也较慢。科学家对人的性格、情绪与疾病的关系进行了很多研究，并获得了一些结果。溃疡病的病因和发病机理较为复杂，但个人的性格、情绪与其发生不

第一章
第二章
第三章
第四章
第五章
第六章
第七章

无关系，长期处于紧张不安、焦虑、沮丧、恐惧的情绪中，可引起胃酸持续性分泌，久之可导致溃疡病。

有的人对疾病总是抱着恐惧的心理，有的人则并不在乎，有的人得病后坦然处之，有的人则惊慌失措。由此可见，人的性格不同，对待疾病的态度及心理也会有所不同，因而治疗的效果也会不同。

生气的时候不要进食

人难免有不如意、生气的时候，不少人会选择大量进食以缓解情绪，但是这种做法会给身体带来危害。生气容易导致胃肠道功能紊乱，此时进食就会加重胃肠负担。所以，中医养生专家建议，生气时不要用进食这种方法来缓解情绪，这种做法不利于胃肠健康，甚至会成为胃癌发生的诱因。其实当心情非常糟糕时，通常会感觉腹部有明显的饱胀，这是你的胃在向你发出警报，你不可以再勉强进食了，否则就会导致身体不适。

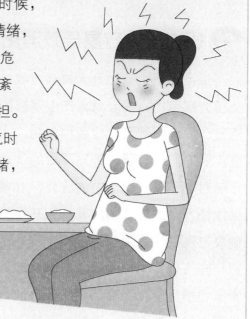

心理调节：如何排遣忧愁

心情好胃肠才好

　　人的胃肠是有"情感"的器官，肠胃的蠕动，尤其是各种消化腺的分泌其实都是在神经内分泌系统的支配下进行的。在情绪恶劣的情况下进食，可能会导致消化功能不良，甚至还会发生紊乱。长期在恶劣情绪下进餐，就会患各种胃病，其中常见的有胃与十二指肠溃疡、慢性胃炎等；反之如果人在愉快的情绪下进食，那么消化液就会大量分泌，胃肠道蠕动也会加强，使消化活动顺利进行，有益于健康。

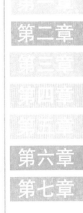

　　实际生活中，我们也都有过这样的体验，在情绪低落、精神萎靡时，就没有食欲；而当情绪高涨、心情愉快时，食欲就会倍增。胃肠功能的变化可以称作人体情绪变化的"晴雨表"，而许多胃病的发生也都是与人的心理、情绪息息相关的。

　　因此，为了脾胃的健康，我们一定要善于调节自己的情绪，保持好心情。

第一章
第二章
第三章
第四章
第五章
第六章
第七章

怒胜思，怒气能够克制忧思

过思伤脾，而根据中医"怒胜思"的理论，对于因忧愁、思虑过深而导致脾胃病的患者可使用"怒胜思"情绪疗法。但对那些"肝火重"的患者要慎重使用，以免造成不良后果。

有这样一个例子：很久以前有一个皇帝，自从他心爱的皇妃死后，整日沉浸在思念中，痛不欲生，不思茶饭，很快就面容憔悴，病倒在床，宫内所有太医无能为力，只好张榜重金寻找名医。有一位名医得知此事后果敢地揭下榜文。当太医询问治病良方时，他却说不需一草一药，只需到皇帝面前做几个动作就行，但前提是必须免其一死，太医们虽然不解，但还是答应了他的要求。这位名医大胆地走到皇帝面前，不行下跪之礼，粗声质问皇帝病情，甚至跳到皇帝的卧榻上为其诊病，皇帝愤怒至极，发誓要将这位名医斩首，于是要求进食，很快身体康愈，然而当皇帝再找这位名医时，他已经远走他乡了，因为这位名医深知"龙颜不可触，触之必死"的道理。

需要注意的是，在使用"怒疗"时应以不使患者的自尊心受到伤害为前提，并且要先告诉患者家属这样施治的目的，以免给自己带来不良后果。

正确对待消极情绪

美国耶鲁大学门诊部对所有求诊患者也做了病因分析，其结果显示因情绪不良而生病的人数占求诊人数的76%，且美国一家医院对45名医科大学毕业生跟踪观察30年后发现，77.3%容易处于情绪困扰且喜怒无常的人都患有癌症、高血压、心脏病和情感失调等疾病，80%的溃疡病患者都有情绪压抑的病史。消极悲观的情绪如嫉妒、怨恨、愤怒、失意、焦虑、恐惧、急躁、紧张、不满、忧郁、痛苦、羞愧、内疚等对身体都有害；而积极乐观的情绪如愉悦、轻松、感激、同情、稳定、自信、快乐、满意、安全、关怀等都是对身体健康有益的。消极情绪对身体有这么大的伤害，那么我们应如何积极面对消极情绪？养生专家给了我们三点建议：首先是要将消极情绪的能量发泄出去；其次是需要理智地排解消极情绪；最后则是将消极情绪遗忘或转移掉。

笑是天然良药

明代有位知县，不知为何突然精神抑郁，总觉胃脘憋闷，不思茶饭，整天愁眉苦脸。夫人为此非常着急，因为不久巡抚大人就要来此巡视，要是看到知县如此模样，非得说其怠慢上级官员不可。为保其官位，于是夫人登榜四处寻求名医。恰逢一位江湖郎中闻知此事，于是向夫人毛遂自荐，其自称"三世名医、再世华佗"，一时间说得连知县都深信不疑。郎中问明病因，按脉良久，一本正经地说道："此为月经不调。"知县听罢，大笑不已，说："堂堂男子岂能月经不调，荒唐之极！荒唐之极！"从此，知县疾病全无，而且每忆及此事，不禁嬉笑一番，惆怅全无。这是郎中故意以常识性的错误引其发笑，达到治疗的目的。

从上面这个故事可知，笑是"通心"的金色"桥梁"，它意味着豁达、宽容、忍让和理解，使大家活得轻松自在，幸福康乐。

笑为什么有益于脾胃呢？因为大脑接收压力后使胃液分泌增加，胃酸增多，且易发生心律失常、血管收缩、血压升高、汗出、腹泻等症状，导致胃炎、胃溃疡、十二指肠溃疡、高血压、动脉粥样硬化等疾病。中年人则会因交感神经紧张而导致高血压、便秘，且压力会使中枢兴奋性氨基酸大量释放，很容易引起发怒、悲伤、恐惧等心神不定的现象。遇到这种情况，做一段简单易行的体操或开怀大笑就能"转危为安"，因为笑既能强烈地刺激大脑，又可将压力、身心的疲

第一章
第二章
第三章
第四章
第五章
第六章
第七章

第六章 情绪调节好，脾胃就健康

劳抛于脑后。当我们畅快欢笑时，仿佛在进行深呼吸，可以充分补给身体氧气，强化心脏，保健内脏，同时，还可使腹肌收缩，改善便秘与消化不良的现象。有心理专家指出："当你感到悲伤或烦躁时，请面对镜子笑一笑，很快就能恢复开朗的心情，全身又再度涌出无限的活力。"所以，笑口常开是绝对能延年益寿的。

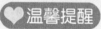
温馨提醒

　　任何事物都有两面性，笑对人体也并非绝对有益。哪些人哪些时候不宜大笑呢？吃饭时不要大笑，避免"呛着"；腹腔手术后一段时间内，患者不宜"捧腹大笑"，因为大笑时，腹腔压力增加，容易使刚愈合的伤口裂开，不利于康复；患有严重心血管疾病者不宜大笑。总之，过分的或者不合时宜的笑，不仅于健康无益，而且会对健康造成危害。

保持一颗宁静的心

　　人生活在这个世上难免会有不如意。遇事过于执着，或是小心翼翼，对事情的解决并无帮助，还可能对身体的健康造成不良影响。因此，对身边发生的事保持一颗平常心是至关重要的。"心静自然凉"，这种心静如水的心境对脾胃的健康也是大有裨益的。心境直接影响人的食欲，食欲又关系着脾胃的健康，而脾胃的健康又决定了身体的健康与否，身体的健康与否又会反作用于人的情绪……如此循环往返，周而复始。因此，情绪与脾胃健康息息相关。我们都有这样的体验：情绪好的时候，即使粗茶淡饭亦觉得香甜可口；情绪坏时，即使山珍海味亦觉味如嚼蜡。

总之，拥有一个好的心境，才会拥有好的脾胃，拥有健康的身体。因此，让我们在日常生活中时刻保持一颗宁静的心吧！

学会调节情绪

不良情绪会使脾胃受到伤害，那么如何才能让脾胃不受伤呢？以下方法供你借鉴。

1. 学会自我劝导

当你感到情绪抑郁、压力过大时，首先要客观认识现代社会，压力大、工作强度大是普遍现象，可通过听音乐、读书、锻炼等来调整心态，排遣不良情绪。另外，要正确评估自己的能力，自我期望过高可能会造成不必要的挫败感。

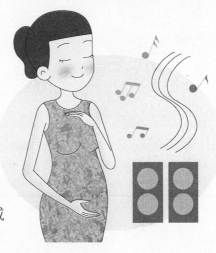

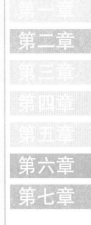
第一章
第二章
第三章
第四章
第五章
第六章
第七章

2. 适时舒缓不良情绪

保持健康的心态，尽量避免情绪持续波动。如果出现了心理问题，不要孤立自己。适时向他人求助，比如向好友倾诉，即便他（她）不能帮忙解决问题，倾诉的本身也会舒缓你的异常情绪；到专业的心理咨询机构咨询，从业人员具备专业的心理知识，能有针对性地选择不同的心理治疗方法，帮助你摆脱困扰；又或是通过网络合理、合法地表达、宣泄自己的情感。

3. 及时求医

不良的心理状态会导致或加重脾胃病的发生和发展，反过来，脾胃病同样也会影响患者的心理状态。因此，当脾胃病患者出现消

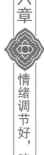

化道症状时应及时就诊，尽快查明原因，进行有效的治疗，以免疾病进一步恶化，导致不良情绪的发生。

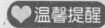温馨提醒

心理调节对脾胃疾病的调养有着非常关键的作用，如何合理调节心理是让很多人迷茫的问题，其实心理专家认为，每个人的经历、心理承受能力和经济承受能力不一，应根据个人的情况选择合适的心理调节方式，调整心态。

第七章

注重细节，生活中
养脾健胃的门道

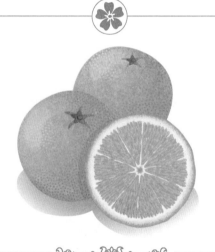

　　每个人都想拥有好的身体，拥有健康的脾胃。但很多人都容易忽视生活中会损伤脾胃健康的细节，如果不重视纠正这些不良细节，肯定会对身体健康不利。因此，有必要了解哪些是损伤脾胃健康的细节，并在日常生活中加以重视。

生活中常见的伤脾胃"杀手"

用药不当

容易损伤胃黏膜的药物主要有以下三类：

● 保泰松、吲哚美辛、布洛芬等非甾体抗炎药物；

● 激素类药物，如地塞米松；

● 解热镇痛药，如阿司匹林。

因此，患有消化系统溃疡疾病的人应该尽量避免使用以上药物，必须使用的时候，一定要控制好剂量和疗程，而且应在饭后服用。

睡懒觉伤胃

通常早上7时左右，前一天晚饭吃的食物差不多消化完了，肠胃会因为饥饿而收缩。一般爱睡懒觉的人宁愿饿着肚子也不愿意起来吃早饭，久而久之，就容易发生消化不良，也容易发生胃炎、胃溃疡等疾病。

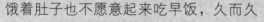

过度疲劳

过度疲劳不但会使机体的免疫力下降，而且会使胃黏膜的防御功能减弱，容易引起消化腺分泌功能失调，也会使胃部供血不足，如果胃部胃酸过多就会使胃黏膜受到损害，损伤胃部健康。

冰箱使用不当

随着冰箱使用的普及，人们吃回锅菜和隔夜菜的次数也相应增加，冰箱的不正确使用造成不健康的饮食习惯，这变成了诱发胃癌的一个原因。专家指出，冰箱不是保险箱，在冰箱的封闭空间里，细菌的繁殖速度会变得更快，这样就使放在冰箱里的隔夜菜不仅没有得到保鲜反而会被污染，而且很多菜经过回锅也易产生致癌物质。现如今，工作和生活节奏普遍加快，年轻家庭的冰箱拥有率明显增高，生活中一年四季都离不了冰箱，长期食用久放冰箱的食物，也大大增加了病菌侵入脾胃的概率。

♥温馨提醒

在冰箱发明和普及之前，人们经常用腌制或烟熏的办法保存食物，而腌制或烟熏的食物中含有大量的硝酸盐和亚硝酸盐，它们在胃中可转化为可致癌的N–亚硝基化合物，单从这个方面说，冰箱的普及和使用可降低胃癌的发病率。

穿衣露腰腹

在夏天，我们可以看到很多女孩穿着露脐装，这一装扮被认为时尚、时髦。但这一赶时髦的代价是使脾胃受伤。中医养生专家说，晚上睡觉时，小腹部位也一定要注意保暖。因为位于小腹的肚脐是一个很重要的穴位，名为神阙穴，而且与肚脐位于同一水平面的还有命门穴。穿着露脐装会让这两个重要穴位受到寒邪侵袭，不仅伤脾胃，而且会伤肾。

第一章
第二章
第三章
第四章
第五章
第六章
第七章

猛吹空调

空调吹出的冷风为外寒，会对人的脾胃产生不利影响。很多人在空调环境中，容易出现腹部凉、痛，甚至出现腹泻的情况，这些情况都和外寒侵袭脾胃有关。现在，许多室内工作人员在空调房中穿着厚外套办公，室内外温差过大，容易导致感冒，同时这也是很不环保的。专家建议，下班前应把空调温度调高或者提早关掉，以适应下班后室外的环境。

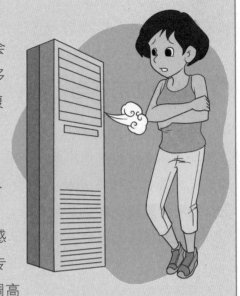

喝太多凉茶

近年来，凉茶逐渐从我国南方传到北方，成为全民喜爱的养生方式。中医养生专家说，凉茶不宜长期饮用，而且月经期女性、准妈妈、产妇、幼儿都不能多喝。凉茶内大多含菊花、金银花、荷叶等性凉的中草药成分，这些草药有去火的功效，对于脾胃虚寒的人来说，喝太多凉茶就是"雪上加霜"。但是体内有积热、上火的人可以适当喝一些凉茶。

情欲过度

情欲是人的本能，适当的情欲可以使人心情愉悦，调节生活情趣，有助于身心健康和家庭和睦，但是情欲过度也会给身体带来不小的危害。

情欲过度会使人体的能量大量丧失，进而导致足阳明胃经的亏虚和脾胃之气的不足。情欲过度还会导致食欲缺乏、口淡，只有吃刺激性的食品，如麻辣烫、辣椒、烧烤等味道比较刺激厚重的食物，嘴里才会感到有滋味，胃口才会变好。

中医学认为，如果人的中气不足，脾胃之气衰败，人的食欲就会下降，就算是山珍海味摆在面前，也吃不下。相反，人的元气充沛，口中津液充盈，即使吃粗茶淡饭都会有滋有味，都会觉得香甜无比，这说明脾胃健运，中气充沛，消化能力强健。过度纵欲的人往往面色萎黄，食欲缺乏，只有吃刺激性食物才能勾起食欲，口中干燥没有津液，会出现口臭的现象，这都是元气不足、脾胃之气衰败的表现。

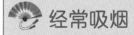
经常吸烟

首先，吸烟会降低胃病的治愈率。有人做过统计，慢性胃炎或溃疡病的患者使用同一种药物治疗，非吸烟组的治愈率是90%，吸烟组仅为63%。吸烟还容易引起胃病的复发。上述两组患者经治愈并停药一年后比较，非吸烟组胃病的复发率为53%，吸烟组的复发率是84%。其次，吸烟会导致胃病的发病率增加。经过研究调查发现，吸烟者消化性溃疡的发病率是非吸烟者的2～4倍。每天吸烟超过20支的人群中约有40%的人会发生胃炎。

吸烟会阻碍胃癌、消化性溃疡的康复和加重胃癌、消化性溃疡的病情，这其中的罪魁祸首是尼古丁。尼古丁能够作用于副交感神经，破坏正常的胃肠活动，使幽门括约肌松弛，胆囊收缩，导致胆汁容易反流入胃，破坏胃黏膜，并且还可抑制前列腺素的合成，促使胃酸分泌增多。这些都会伤害胃黏膜，导致胃病的发生。

第一章
第二章
第三章
第四章
第五章
第六章
第七章

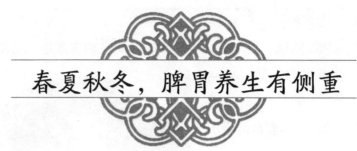

春夏秋冬，脾胃养生有侧重

 春养脾胃

一年之计在于春，春季是四季的开端。春天一到，万物复苏，大地一片生机勃勃，但同时，春季也是"旧病萌发"或"百病发作"的季节。如肝气不舒、郁而不达，气机不畅，可发生胃痛诸症。因此，我国古代医学家根据自然界四季变化对人体脏腑气血功能的影响提出了四季养生原则——"春夏养阳，秋冬养阴"。因此，春季养脾胃必须顺应春令阳气自然升发舒畅的特点来养阳。不论是健康人还是患有脾胃病的人在这个季节都一定要格外注意以下事项，以预防脾胃病的发作。

第一，注意饮食调理

春应肝气，春天肝气偏旺。中医学认为，五味入五脏，酸味入肝，此时若多吃酸味食品，就会更加增强肝气的升发，使本来就偏盛的肝气变得亢盛而损伤脾的功能。肝血不足及脾失健运时表现为头发萎黄、精神萎靡、面色发青或发黄、皮肤干涩失去光泽。因此，要想养肝理脾，使容颜美丽，就要在日

艾实

常生活饮食中注意调理。

　　春季补养脾胃，就要少吃酸味的食物，多吃些甘味的食物。甘味的食物入脾，能补益脾气。正如唐代著名医学家孙思邈在《千金要方》中指出春季饮食应"省酸增甘，以养脾气"。春季饮食还要戒烟酒，忌食生冷肥腻及粗糙、过硬、过酸、辛辣等刺激性食物，避免暴饮暴食或饥饱失常。

　　此外，还要注意春季不同时段的饮食变化，如早春为冬春交替之时，气温仍然寒冷，人体消耗的热量较多，宜进食热量较高的食物。春季中期，气候骤冷骤热，变化较大，在气温较高时可多食些青菜以补充身体营养，同时要少食肉类。晚春为春夏交替之时，气候偏热，宜进食清淡的食物，并要注意补充足够的维生素。在春季可经常用薏苡仁、大枣、山药、茯苓、芡实等煮粥喝，可以起到健脾补气、强身健体的作用。

　　第二，保持愉快的心情

　　春季肝旺脾弱，需养肝健脾以调神。人体新陈代谢与肝的关系极大。肝主疏泄的功能正常，人体才能　　　　　　　　　　　　　　　　适应自然界变化。如果肝气郁结，不能升发，就会出现胁痛、呕逆、腹痛、腹泻等症；如果肝气过旺，升发太过，就会出现　　　　　　　　　　　面红目赤、烦躁不安、四肢抽动等症。所以，要想调养肝脏，则应先调神。肝气升发太过或郁结和人的情绪都有着密切的关系。情绪高涨，过劳而不加节制，就必然使肝气升发过甚；情绪低落，心情不快，就使肝气郁结，由此导致心脏病、高血压患者的病情加重，或引发此类旧疾。因此，调养肝脏应该静心养性，心平气和。而且，

第一章
第二章
第三章
第四章
第五章
第六章
第七章

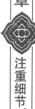

第七章

注重细节，生活中养脾健胃的门道

春季，相对而言，人体肝旺脾弱，消化功能容易受到影响，如果精神抑郁，就会出现胸胁胀满、腹胀、腹痛、大便泄泻等。

综上所述，春季应保持愉快的心情，保持乐观，避免抑郁、焦虑、生气等情绪的发生。

第三，春季养生需晚睡早起

春季养生需晚睡早起，正如《黄帝内经》所说："春三月，此谓发陈，天地俱生，万物以荣，夜卧早起，广步于庭，被发缓形，以使志生。"意思是说，春天万物初生，阳气升发，人们入睡的时间可以比冬天稍晚些，起床则应比冬天早些。起床以后，要穿着宽松舒适的衣服，头发披散，使全身都保持在一种自然放松的状态，在庭院里散步，呼吸一下大自然的新鲜空气，以使自己的阳气与太阳同步升起。

这里的晚睡，并不是指熬到凌晨才睡觉，最晚也应在22时以前睡。如果工作日熬通宵，夜不卧榻，阳不入阴，使脏器受损，不能得以修复；周末补觉，睡到中午12点还不起床，阳气不能正常升发，导致越睡精神越萎靡，免疫力下降，易感受外邪，形成恶性循环。睡眠不佳，本来就会影响人体阳气的正常运行，这里的阳气，包括脾胃的阳气，再加上春季肝旺克脾，脾胃的消化吸收功能必定会受到影响。

上面所说的早起，在古代是指鸡鸣之时，如今指的是在早上8点以前。这是为了顺应大自然的阴阳变化。春季，天亮得越来越早，花儿开放，鸟儿鸣叫，这都是阳气升发的表现，人体的阳气也应当在此时与阳气同步升发。早上起床，外出散步、练太极拳，可以加强肺部的功能，吸进新鲜空气，排除郁积在肺里的浊气，使人体阳气升发。清阳之气充盛则精神饱满，食欲旺盛，为一天即将到来的紧张工作提供可靠的保障。

遵守春季这一起居原则，就能避免和消除紧张情绪，保持良好的精神状态，易于激发人体的内在潜力，有利于身体机能的发挥。

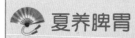

夏养脾胃

长夏，即农历6月份，阳历7～8月份，这个时期，天时之气以湿为主，天气又湿又热，让人感到特别不舒服。而湿与脾的关系密切，因为脾喜燥恶湿，运湿又恶湿，若脾为湿困，脾的运化功能就会受到影响，进而出现食欲缺乏、舌苔厚腻、头晕、头痛、恶心等，中医称之为脾为湿困。因此，长夏是健脾、养脾、化湿的重要时期。养脾、健脾应注意以下几个方面。

第一，防止湿邪侵袭

中医学认为，湿为阴邪，长夏的湿邪易侵犯脾胃，易伤阳气，尤其是损伤脾胃的阳气，导致消化吸收功能减弱。因此，长夏时饮食不可过于丰盛，但在次数上可稍多些，宜清淡饮食，少吃油腻，饮食不要过于寒凉，要以温热食物为主。四川、湖南、湖北一带，许多人有在夏季食辣椒的习惯，这是因为吃辣可以促使人体排汗以化湿，在闷热的环境里增添凉爽舒适感。此外，吃辣还可以帮助消化，增加食欲，从而有助于防止在湿热的天气里出现食欲减退的现象。对于老人来说，夏季饮食要尽量少吃或不吃油腻食物，多吃清淡食物；对于体弱者，应避免食用冷饮及生冷瓜果，以免引起消化功能障碍而致病。

为了防止湿邪侵袭，长夏居室一定要做到通风、防潮、隔热，这样做是为了防止湿邪侵袭。中医学认为，"湿伤肉"，即湿邪侵袭，易损伤人体肌肉，导致肌肉萎废不用，这是因为湿邪的形成往往与地之湿气上蒸有关。故其伤人也多从下部开始，如湿邪致病常见下肢溃疡、妇女带下、脚气等。同时，若长夏室内过于潮湿，空气污浊，不仅家具、衣物容易发霉、长毛而被损坏，而且会损伤人体的阳气。

第二，防治胃肠道疾病

由于饮食不节、没有规律，夏天腹泻等胃肠道疾病多发。中医

第一章
第二章
第三章
第四章
第五章
第六章
第七章

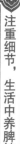

学认为，这种现象主要是暑湿困脾所致，夏天人体脾胃功能偏弱，再加上人们在暑天好吃生冷之物，而夏季食物又容易被细菌等污染，因而人们在夏日里易患腹泻等胃肠道疾病。因此，为了防止胃肠道疾病的发生，饮食一定要选择新鲜、干净、保质期内的食品。同时应保持厨房、食品容器等的清洁卫生，节制饮食，少吃肥甘厚腻。如果出现腹泻症状，应及时就诊。

第三，晚睡早起，适当午睡

夏季是人体心火旺、肺气衰的季节，人应晚睡早起，顺应自然，以保养阳气。夏季太阳升得早，清晨空气新鲜，早起后到室外活动身体，对增强体质颇有益处。夏季中午气温特别高，晚上睡眠时间较短，要适当午睡，以避免过度劳累，保证充足的睡眠，从而使精力充沛。注意劳逸结合，因为劳累会使机体免疫力下降，加重脾胃负担，容易引发脾胃疾病。

第四，经常参加锻炼

夏季应经常参加锻炼，可增强体质，提高机体的免疫力。临床观察发现，夏季经常参加锻炼的人心脏功能、肺活量、消化功能比不坚持锻炼的人都好，而且发病率也较低。夏季运动宜在清晨或傍晚天气凉爽时，选择公园、湖边、庭院等空气较为新鲜的地方进行室外运动。而且，运动后不要立即停下来休息，不要

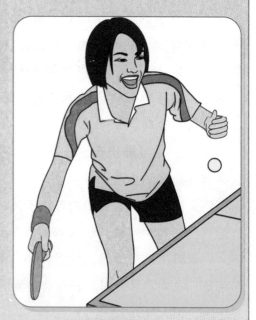

立即进食或大量饮水，不要马上洗冷水澡或吹空调，以免加重或诱发脾胃病。

第五，注意调神

炎热的夏季里要重视精神的调养，因为神气充足则人体的机能旺盛而协调，神气涣散则人体的机能遭到破坏。夏季调神要做到神清气和、心情欢畅、胸怀宽广，使心神得养。在万物繁荣的夏天，可利用业余时间多参加一些自己感兴趣的文娱活动。

第六，不要一直待在空调房内

夏季气候比较炎热，很多人喜欢待在空调房内，晚上整夜都开着空调，早晨起床后，有的人就会感到腹部疼痛，并伴有大便稀溏的症状，这就说明晚上着凉了。长时间开空调易使屋内温度过低，使腹部受凉，引发腹泻等症状。

秋养脾胃

秋天是一个金风送爽、气候宜人的季节，人们常以"秋高气爽"来形容秋季的气候特点。秋季凉风习习，人们顿觉精神振奋，头脑清醒，行动潇洒。不过秋季由热转寒，阳消阴长，这时候人们常常会觉得口鼻干燥、渴饮不止、皮肤干燥、大便干结等。仲秋后，昼热夜凉，早晚气温变化大。在这样的气候条件下，如果不注意养生保健，身体就容易患病，旧病也容易复发。因此，针对秋季的气候特点，脾胃虚弱的人秋季养生应注意以下几点。

第一，注意饮食

秋季，人体阳气衰弱，胃气也弱，因此，脾胃虚弱者在饮食上宜多食温食，少食寒凉之物，以颐养胃气。如过食寒凉之品或生冷、不洁瓜果，会导致湿热内蕴，毒滞体内，引起腹泻、痢疾等症，故有"秋瓜坏肚"的民谚。老人、儿童及脾胃虚弱者尤要注意。而且，饮食要定时定量，每餐进食宜简不宜繁，如果进食食物种类繁多，不易消化，就会导致脾胃病。根据秋季膳食要"滋阴润肺"的原则，年老

第一章
第二章
第三章
第四章
第五章
第六章
第七章

第七章　注重细节，生活中养脾健胃的门道

脾胃虚弱者，可晨起食粥以益胃生津，如百合莲子粥、杏仁川贝糯米粥、黑芝麻粥、银耳冰糖糯米粥等。此外，还应多吃一些酸味果蔬，少吃辛辣刺激性食品或调味品，这对保养脾胃是很有好处的。

第二，注意保暖和加强运动

秋凉之后，要特别注意腹部保暖，及时添加衣服，睡觉时应盖好被子，以防腹部着凉而引发或加重旧患。当然，秋季气候渐冷，衣服不可一次性添加过多，以保暖不受凉为宜。金秋时节，秋高气爽，是锻炼身体的好时节。秋季锻炼宜早动晚静。早晨，以有氧运动为佳，如散步、太极拳等低强度、有节奏、缓慢连贯的养生健身项目；晚上，则以静坐为好，如在细匀深长的腹式呼吸导引下放松全身、静养安坐，适应秋季养生的要求。脾胃虚弱者应坚持散步、慢跑等有利于脾胃康复的运动，增强体质，提高对气候变化的适应能力，降低发病的概率。

❤温馨提醒

每个人的体质和健康状况都存在着差异，各人的疾病性质、功能受损程度也各不相同。因此，锻炼者必须根据自身的体质特点，做到因人而异、适度运动，才能取得满意的运动效果。

第三，早睡早起

秋季应养成早睡早起的睡眠习惯。早睡以顺应秋季阴精的收藏，早起以舒达阳气。秋季适当早起，还可降低血栓形成的概率。起床前适当赖床几分钟，舒展活动全身，对预防血栓的形成也有重要意义。

第四，保持良好的情绪

秋末，花木凋零，秋风萧瑟，人往往容易悲秋，产生惆怅的情绪，容易烦躁或伤感。专家认为，人的情绪、心态与胃炎、消化性溃疡的发生、发展密切相关，因此预防脾胃病要讲究心理卫生，保持精神愉快和情绪稳定，避免烦躁、伤感等不良情绪对脾胃的刺激。故秋季要调达情志，培养乐观心态，保持良好情绪。可在阳光明媚的天气里，外出观赏风景，喜悦溢于言表，可使忧郁、伤感顿消。

第五，节制房事

秋主收藏，秋季养生宜节制房事，蓄养阴精。精属阴，阴虚者尤当护阴补阴。因此，秋季房事应有节制。夫妻的性生活有节制，不放纵，使精气内藏而不随意外泄。但性生活频率目前并无一个统一的标准和限制，宜根据自己的年龄、体质、职业等不同的情况，灵活掌握，区别对待。新婚初期，或夫妻久别重逢的最初几日，可能性生活的次数较频。每周1～2次正常的性生活不会影响身体健康。性生活一般以第二天不感到疲劳为原则，应觉得身心舒适，精神愉快，工作效率高。如果第二天腰酸背痛、疲乏无力、工作效率低，说明纵欲过度，应当调整、节制。

♥温馨提醒

节制房事对中年人非常重要。因为年过40岁以后，阳气将由旺盛而逐步减弱。故至老年，精力渐衰。然而如能节制房事，以养肾精，则可延缓衰老。因此，中年人节欲，尤为必要。

第一章
第二章
第三章
第四章
第五章
第六章
第七章

第七章　注重细节，生活中养脾健胃的门道

第六，防治胃肠疾病

秋季易患痢疾，其原因有四：一是在夏季，因高温关系，食欲缺乏，一到秋天，气候凉爽，胃口大开，吃得多，肠胃适应不了，导致腹泻，中医称这种情况为脾虚泄泻；二是夏季爱乘凉，进入初秋，这种习惯还未改变，因而受寒，伴有胃肠症状，这叫寒痢；三是夏季蔬菜吃得比较多，荤腥吃得少，秋天则一般荤腥吃得多些，若摄入过多、过快，则肠胃未能适应，以致过敏，引起腹泻；四是初秋苍蝇比夏季更多，痢疾杆菌的传染途径也多，稍不注意则易得病，这叫细菌性痢疾。秋天防治胃肠疾病，首先要注意健脾，要多吃一些山药、扁豆以及韭菜、萝卜等，这样，即使食欲旺盛吃得多一点，也不会造成腹泻，不易发生肠胃不适。其次，要注意消灭苍蝇，不要吃生冷食物。在食荤腥时，可伴食生大蒜，或在肉食中多放一些蒜泥，以消灭痢疾杆菌。如果已经发生了腹泻，但不属于细菌性痢疾者，可服藿香正气水。它对消食、止泻、治感冒、去伏暑都有特效。如果发生了细菌性痢疾，服用马齿苋拌大蒜泥，亦有良效。

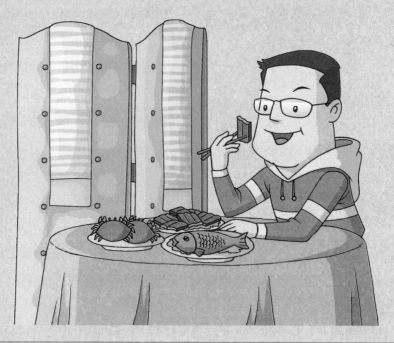

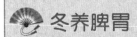

冬养脾胃

冬天是万物潜伏闭藏的季节，此时，太阳的光明收藏起来，是为了来年春天的生发、夏天的繁荣、秋天的收藏。从自然界的角度来讲，"寒"只是冬季的外部特征，从万物生生不息的角度来讲，冬季的闭藏意味着为来年积蓄能量。冬季天寒地冻，万物凋零，一派萧条零落的景象。自然界的许多动物都纷纷回归巢穴，进入"蛰伏"的冬眠状态。"闭藏"是冬季养生的总原则。脾胃虚弱的人冬季养生应注意以下几点。

第一，注意保暖

冬季气候寒冷，要注意保暖。晚上睡觉要盖暖和的被子，防止受凉，出门时，要做好御寒的措施，多加衣服，戴上手套和帽子。骑摩托车及自行车的脾胃病患者忌衣着单薄。总之，要做到冬保三暖，即头暖、背暖、脚暖。

第二，注意饮食

冬季天气寒冷，很多人都喜欢摄取高热量的食物来提升身体的温度，但冬季胃部的消化功能会下降，大量的高热量食物会增加肠胃的负担。气温骤然变冷，人体受到冷空气刺激后，胃酸分泌会大量增加，免疫力也会随之下降。不注意饮食者容易引发胃病，嗜辣者和好吃冷饮者应特别注意。

第三，注意养神

中医学认为，稳定而愉快的情绪对人体脏腑有着良好的影响，而神志反常、喜怒无常、思虑太多都会伤神。因此，要经常保持精神愉快、乐观，避免焦虑、恐惧、紧张、忧伤等不良情绪对脾胃的刺激。

第一章
第二章
第三章
第四章
第五章
第六章
第七章

第七章

注重细节，生活中养脾健胃的门道

第四，早睡晚起

　　冬季养生要注意早睡晚起。从阳气闭藏这个角度来讲，早睡晚起就是为了让阳气能够充分地闭藏。早睡以养人体的阳气，保持身体的温热；晚起以养阴气，待日出而作，可躲避严寒，使人体阴平阳秘。阳气不足的人在风起骤寒之时，尤宜早卧晚起。这个"晚"是以太阳升起的时间为度，即所谓"必待日光"，并非赖床不起。因为冬天的早晨在高压影响下，往往会有气温逆增的现象，即气温随高度的增加反而升高，大气停止对流活动，从而使得地面上的有害污染物停留。这时如果过早起床外出，就会深受其害。因此，冬季忌起得太早。但是，冬季也不宜恋床贪睡，如睡眠时间过长，超过了生理的需要，就会导致新陈代谢下降，气血循环不畅。冬季里人体保证有8小时睡眠时间即可，老年人可适当延长睡眠时间。

第五，节制性生活

　　冬季气温骤降，寒风凛凛，性生活也应掌握"养藏"的原则，这样才有利于身体健康。因此，冬季性生活也要随之减少，而且在过性生活时要注意保健。冬季气温较低，如果夫妻不加节制地过性生活，极易引发伤风感冒，由此引起的感冒症状一般较重，病程也较长，严重影响身体健康。因此，冬季过性生活时一定要注意保暖防寒，避免感冒。天寒地冻时节，许多人喜欢饮上几杯酒来御寒，甚至来助性。医学研究表明，饮酒御寒是不科学的，而酒后行房或以酒助性，那更是错上加错。酒精无助于提高性生活质量，还会使精子质量下降，使血中睾酮水平下降20%～30%，严重者还会发生阳痿。

♥温馨提醒

　　冬季早晨夫妻不适宜过性生活。这是因为清晨醒来，身体机能尚未完全复苏，还要筹划新一天的事务，此时行房事，性生活的质量未必理想，而且对身体也是有害的。如果是在气候寒冷时，更会影响身体健康。因为性生活后机体御寒机能较差，很容易招致病邪。

　　另外，冬季要加强体育锻炼，但不要进行过于剧烈的运动。晨练切勿过早，锻炼后要及时穿衣。锻炼项目中以跑步效果明显。人体新陈代谢和血液循环在冬季相对缓慢，长时间待在室内，空气污浊，为各种病菌的侵袭创造了条件。经常在室外跑步，可以多接触阳光，阳光中的紫外线有助于杀菌，所以晴朗的冬天最好能到室外阳光下跑步。另外，跑步可以使内分泌活跃，新陈代谢旺盛，消化系统的功能增强。

第一章
第二章
第三章
第四章
第五章
第六章
第七章

第七章

注重细节，生活中养脾健胃的门道

生活中常用的养脾健胃小常识

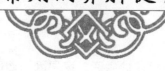 起居有常

有病求医，不如未病先养。不良的生活方式会使我们的机体受到疾病的侵袭和损害，树立顺应自然的养生观，学会科学的养生方式，结合自身特点并付诸实践，是抗病防病的良好途径。养护脾胃有哪些健康的养生方式呢？

1. 顺应四时规律

人类生活的自然环境以及复杂多变的气候无时无刻不在影响着

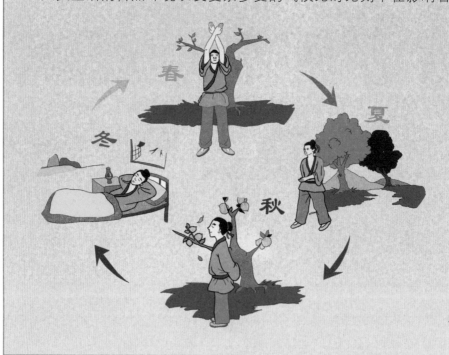

人体，故我们必须采取顺应自然的方法来保护自己。例如，根据四时气候变化来调节起居活动；因季节不同，增减衣物和选择不同的锻炼项目；随时令变化调配饮食，春季气候渐暖，饮食应略偏凉，秋季干燥，饮食宜偏滋润，冬天寒冷，则多食温热之品。

2. 注意劳逸结合

现今工作强度大，生活节奏快，使人们过度劳累，无暇休息。其实适当的休息可消除疲劳，以便有充沛的精力更好地工作和学习。生理学认为，早期的疲劳是一种一时性的生理现象。无论是体力劳动还是脑力劳动所致的疲劳，都是大脑皮质的一种保护性反应，它预示着人体需要休息。这种现象若长期得不到改善，就会造成过度疲劳。实验证明，过度疲劳可降低免疫力，则机体易受细菌的侵袭，使身体健康受到威胁。

3. 养成良好的睡眠习惯

好的睡眠姿势和充足的睡眠是可以消除疲劳的。睡眠姿势，以右侧卧位为宜。经研究发现，伏卧位时身体上半部重量都压在胸部，影响呼吸；仰卧位时舌根往后附缩，易致呼吸不畅，发出鼾声，且易做梦；左侧卧位时心脏易受压，并影响入睡；而右侧卧位则不然，此时全身肌肉松弛，呼吸舒畅，且能使心、肺等脏腑的生理活动降低，使心脏不受压，并有助于消化。枕头高度一般为15～20厘米，小儿的枕头应更低一些。睡眠时长以8～10小时为宜，有条件的应尽量养成午睡的好习惯，尤其是脑力劳动者。

不居湿地，不淋雨

脾在生理病理上和湿邪有不可分割的关系。外界湿气的特点是重浊而黏腻，让人感觉沉闷，同样，若体内水湿停滞，则容易影响脾对营养的吸收。体内湿浊的来源有两种，一种是外界湿气的侵

第一章
第二章
第三章
第四章
第五章
第六章
第七章

袭，它与季节、地域、环境有关，比如说气候潮湿，或久居湿地，或感受雾露之邪，或涉水淋雨，或从事水中作业等就容易感受外界湿气；另一种则是体内津液输布排泄出现障碍，它与饮食、体质、情绪等因素有关，比如说现代人少动、多吃、熬夜、压力大，也会造成脾不运湿，水分代谢失调，形成内湿。为什么湿邪在人体内容易犯脾呢？

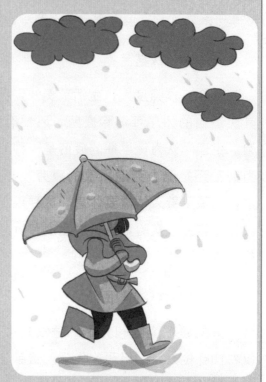

中医学认为，脾在五行中属土，参与水谷（也就是食物和水）的消化、吸收以及转输，还参与水液（可以理解为进入体内的水）的代谢，是人体水液代谢的枢纽。脾的功能正常，则水谷津液得以正常输送和排泄；脾的功能低下，水谷津液不能正常运化，水湿停滞，就形成了体内的湿邪。湿阻中焦，则脘腹胀满，食欲缺乏，从而加重脾的功能异常。

内湿与外湿二者相互影响。久居湿地、淋雨（外湿）必伤及脾，脾不运湿，则湿浊内生而致病；脾阳受损，脾失健运，则水湿不化（内湿），又使人体易于感受外湿。

因而，为了使脾胃健运，我们应远离外湿，不居湿地，不淋雨，同时应勤锻炼，使脾运强健。

冬天多晒太阳

冬天的阳光不像夏天那么强烈，是天然的"保健品"。冬天是晒太阳的好时候，这是不花钱的养生小妙招，不仅可以温煦阳气，而且可以促进体内气血的流通，加快新陈代谢，对身体非常有好处。

古有"采日精"的说法，顾名思义，就是采集阳光生发清阳精气，驱散体内的浊气，这就是所谓的补阳气。正气也是相对于外邪来说的，晒太阳不仅能够强身健体，而且可以增强免疫力，有利于机体对抗病邪。中医说"寒从脚下起"，患有老寒腿或长期腰膝酸软的老年人往往都是阳虚的体质，秋冬季节若常常感到手脚冰冷，不妨多晒腿脚，有利于驱走体内的寒气。同时，配合着按摩小腿上的足三里穴（位于外膝眼下四横指、胫骨边缘），还具有抗衰老、延年益寿的功效。经常腹泻、腹痛的脾胃虚寒的人可以利用"太阳灸"来调理身体，面朝太阳，同时用手按摩肚脐、中脘穴（胸骨下端和肚脐连线的中点）以及关元穴（脐中下3寸处），这对身体都有很好的保健作用，对胞宫有寒的女性也是非常有好处的。

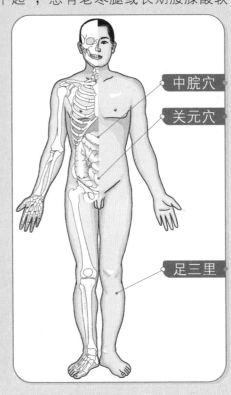

中脘穴

关元穴

足三里

第一章
第二章
第三章
第四章
第五章
第六章
第七章

第七章

注重细节，生活中养脾健胃的门道

但是冬季晒太阳也是有讲究的，专家给大家罗列了几条冬天晒太阳的注意事项。

●晒太阳的时候，阳光要和皮肤直接接触。皮肤可以自己合成维生素D，有助于钙的吸收。晒太阳的时间以上午9~11时和下午15~16时为佳。

●晒太阳的时间不宜太久，15~30分钟就可以了。需要特别注意的是，太阳光线猛烈的时候注意不要晒伤皮肤。父母应每天都带宝宝出门晒太阳，对宝宝的生长发育有益。

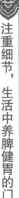

●不要隔着玻璃晒太阳。如果隔着玻璃晒太阳，无益于维生素D的合成。因为维生素D的合成需在波长290~320nm的紫外线照射下，而玻璃会吸收紫外线的波长。所以，专家建议人们常出去走走，在空气新鲜和阳光明媚的地方晒太阳。

●晒太阳前不要吃芥菜、莴苣、雪菜、螺、虾、蟹、蚌等光敏性食物，以防引起光敏性药炎或日光性皮炎。晒太阳后还要多喝水，多吃水果、蔬菜，补充维生素C，这样可以抑制黑色素的生成。

●要多晒手脚、腿和背部。怕把脸晒黑的人可以伸出手脚直晒，也可以直晒后背，不论身体哪个部分的皮肤，只要太阳能直接照射就可以起到同样的作用。同时，晒手脚还可以祛寒，对关节有利，晒后背可以祛除脾胃的寒气，有利于改善消化功能，疏通背部的经络，而且对心肺功能都是有好处的。

冬季要注意保暖

寒冷的冬天是脾胃容易受伤害的季节，如果不注意脾胃的保暖就很容易造成脾胃虚寒。长期反复受寒很容易引起脾肾阳虚，脾胃受寒是一定要注意的，脾胃受寒的初期会出现胃脘冷痛、呕吐、腹泻等胃肠道疾病症状。所以，在冬季人们要加强脾胃的保暖，专家给我们推荐了有助温中行气的砂仁粥。

砂仁粥

【原料】砂仁2~3克，粳米50~75克。

【做法】把砂仁捣碎为细末，备用；将粳米淘洗干净，备用；将粳米放入小锅内加入适量的水，如常法煮粥，待粥将熟时，加入砂仁末，稍煮即可食用。每日可供早晚餐，温热服食。

【功效】砂仁味辛，性温，入脾、胃、肾经，有化湿行气、温中止泄、理气安胎的功效。《本草纲目》谓其"补肺醒脾，养胃益肾，理元气，通滞气，散寒饮痞胀，噎膈呕吐，止女子崩中"。砂仁粥辛散温通，善于化湿行气，入脾胃而善于理脾胃气滞，不仅是温中行气的良药，而且可用于安胎。

中药浴足调治胃痛

　　民间有"养树需护根，养人需护脚"的谚语。中药足浴是被中国历代医家和养生家普遍推崇的。脾胃虚弱的人长期坚持中药足浴，对温运脾阳、强身健体大有裨益。具体方法就是用50℃左右的热水或者用中草药汤液浸浴双脚20~30分钟，水或药液需要浸没足至踝上。足浴可使脚部的温度升高，微小血管扩张，血液循环

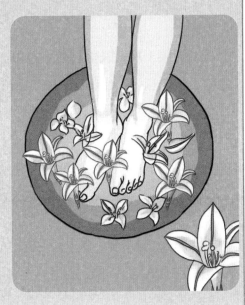

加快，促进新陈代谢，有消除疲劳、改善睡眠、调整脏腑、增强体质、保健防病的功能。"春天洗脚，开阳固脱；夏天洗脚，暑湿可祛；秋天洗脚，肺润肠濡；冬天洗脚，丹田温灼。"此俗语形象地概括了中药足疗的作用。

　　下面介绍几种治疗胃痛的中药足浴汤剂。

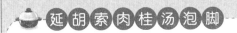
延胡索肉桂汤泡脚

　　【原料】延胡索、肉桂、吴茱萸、丁香、荜茇各15克，乳香、没药各12克，艾叶10克。

第一章
第二章
第三章
第四章
第五章
第六章
第七章

【做法】煎水泡脚，每次30分钟，每日1次。

【功效】活血行气，驱寒止痛。适合虚寒胃痛或脾胃虚寒证。

🫕 郁金大黄汤泡脚

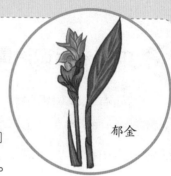

郁金

【原料】郁金15克，大黄12克，黄芩、栀子各10克，芒硝、香附各6克，生姜汁适量。

【做法】前六味中药煎水泡脚，泡脚时加入生姜汁，每次泡脚30分钟，每日1次。

【功效】行气解郁，凉血破瘀，止痛。适用于实热胃痛或肝火犯胃的人。

🫕 高良姜陈皮汤泡脚

【原料】高良姜、陈皮、柴胡、延胡索、五灵脂、蒲黄各10克，香附、佛手各15克。

【做法】煎水取汁泡脚，每次泡脚30分钟，每日1次。

【功效】温胃散寒，行气止痛。适合胃痛属肝郁气滞者。

🫕 橘皮生姜川椒汤泡脚

【原料】橘皮、生姜、川椒各10克。

【做法】上三味加水2000毫升煮15分钟，待温度适宜即可浴足泡脚，每次30分钟，每日1次。

【功效】理气健脾，祛寒止痛。适合胃寒疼痛，或外感风寒证。

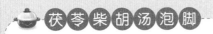

茯苓柴胡汤泡脚

【原料】茯苓15克，柴胡、当归、白术、白芍各10克，甘草5克，薄荷2克。

【做法】上药加水3000毫升煮20分钟，待温度适宜即可浴足泡脚，每次20~30分钟，每日1次。

【功效】渗湿利水，健脾和胃。适合于肝郁脾虚之胃痛。

♥温馨提醒

足浴的注意事项

● 泡脚时间不要过长，15~30分钟是适宜的泡脚时间。心脑血管疾病患者、老年人应该格外注意，如果出现胸闷、头晕的感觉，应该停止泡脚，马上躺在床上休息。因为在泡脚的过程中，人体血液循环将会加快，心率也会加快，时间过长的话，会增加心脏的负担。另外，由于泡脚时更多的血液会涌向下肢，体质虚弱的人会因为脑部供血不足而感到头晕，严重者甚至会昏厥。

● 水的温度不能太高，以40℃左右为宜。水的温度太高，双脚的血管容易过度扩张，体内血液过多地流向下肢，容易引起心、脑、肾脏等重要器官的供血不足，特别是患有心脑血管疾病的人们如果用温度过高的水来泡脚的话更是雪上加霜。

● 饭后半小时内不宜泡脚，应在饭后1小时再泡脚。因为吃完饭后，体内的大部分血液都会流向消化系统，如果饭后马上用热水泡脚，本该流向消化系统的血液就都会流向下肢，久而久之就会影响食物的消化和吸收。

● 许多患有足跟痛、失眠、痛经、高血压的患者常用中药泡脚来辅助治疗，但不要用铜盆等金属盆泡脚。因为这类盆的化学成分容易与中药中的鞣酸发生反应，生成鞣酸铁等有害物质，使药效大打折扣。因此，中药泡脚应用木盆或搪瓷盆。

第一章
第二章
第三章
第四章
第五章
第六章
第七章

第七章 注重细节，生活中养脾健胃的门道

饮酒养生要因人而异

明代医药学家李时珍指出："少饮则和气行血；痛饮则伤神耗血。"其实关于酒对健康的影响，古今中外都有很多争论，现代部分专家认为，酒含有营养物质，也有有害成分，适量饮酒对人体无害有益，但是过量饮酒就会损害健康。因此，饮酒的关键其实在于"少饮"。

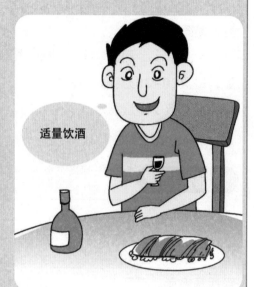

适量饮酒

每个人的身体状况不一样，虽然少量饮酒对某些疾病（如心血管病）是有益的，但也可能增加患其他疾病的概率，因此能否喝酒，还有每天喝多少都要由医生来判断。对健康有益的药酒也必须根据自己的体质和健康状况来判断是否适宜。在决定是否采取饮酒养生前，要先根据自己的情况权衡利弊得失，不能盲从。有人把一些药如人参等放在酒里给患者服用，借酒来"通血脉""行药势"，虽然有时会取得很好的疗效，但是并非每个人都适合饮酒保健，要因人而异。

 ## 定期体检

大多数脾胃病是由多种原因引起的。长期饮食不节的人大多脾胃虚弱，病邪便趁机侵袭人体。

现代人一般生活节奏比较快，工作压力大，饮食不规律成了生活常态，因而免疫力也会下降，主要的原因是不规律和不健康的饮食。胃是有正常生理节律的，饭后需要时间来排空。紊乱的饮食习惯不仅会打乱这种规律运动，而且会破坏胃黏膜。因此，在季节交替的时节，胃会非常准时地出现胀痛、泛酸，吃完冷饮、冰棍等就会有胃酸产生，应酬、聚会时喝几杯酒就容易恶心、呕吐，虽然胃痛时吃了药有所缓解，但是胃还是经常疼痛。出现这些情况就说明脾胃已经出现问题，因此也更需要改掉不良习惯并定期体检。

第一章
第二章
第三章
第四章
第五章
第六章
第七章

第七章

注重细节，生活中养脾健胃的门道

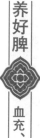

保养五脏的好处

　　五脏是人体生命的核心，也是人体这一"精密机器"平稳正常运转的基础，那么，保养五脏具体有什么样的好处呢？

保养好心脏，神志清明，面色红润

　　中医学认为，心主血脉。《黄帝内经》中说："血者，神气也。"所以，只有心的血气充足，人才能神志清明，思维敏捷，而这也能解释为什么在现实生活中，心脏疾病和脑部疾病往往并行发作，而且心脏疾病患者往往会出现精神衰弱、记忆力下降，甚至言语错乱、神志癫狂的症状。

　　心脏的健康与否往往可以从人的面色看出来，如果心气旺盛，则面色白里透红；如果心气衰弱，则会出现面色苍白萎黄，同时还伴有全身无力的现象；如果心火上亢，则往往会出现面色红赤，甚至还有全身发热、神志不清的现象。

保养好脾脏，气血充盈，不水肿

　　在中医学中，脾脏被人称为"后天之本"。脾脏在人体中主要的作用就是运化水谷精微，也就是将食物转化为人体所需要的营养，并将这些营养散播和输送到人体的各个部位，为五脏的正常运转提供足够的营养。如果脾脏运化失常，就会出现腹胀、腹泻、食欲缺乏、疲倦、面黄肌瘦等现象。

　　日常生活中，不少人尤其是长期做案头工作的女性朋友往往会出现水肿的现象，她们为了避免水肿往往会大量服用咖啡、茶，甚至利尿剂。殊不知，水肿的根本原因是脾脏虚弱，正如《黄帝内经》中说的那样："诸湿肿满，皆属于脾。"只有脾脏健运，才能从根本上解决水肿问题。

保养好肝脏，生活快乐，不贫血

日常生活中，当我们生气的时候，往往会说"气得肝儿疼"。由此可见，情志不畅，往往会导致肝气不畅，而肝气不畅又会进一步导致血流不畅，以至于情志更加不稳定，所以只有保养好肝脏，才能保证肝气正常运行。肝气运行正常，人才能精神焕发，心情舒畅。

在中医学中，肝还有一个别名——"血海"，顾名思义，也就是藏纳人体血液的地方。如果肝脏不够健康，往往会导致血液不足。因此，患有肝病的人往往伴有贫血的症状，在剧烈运动的时候会出现面色苍白的现象。所以，想要彻底解决贫血问题，保养好肝脏是一个重要环节。

保养好肾脏，得"益"一生

肾脏在中医学中被称为"先天之本"，肾脏的健康决定着人一生的健康和幸福。

提起保养肾脏，很多人会误以为这是成年男子的"专利"。其实不然，无论男女，人的一生各个阶段，都要注意对肾脏进行保养。

在婴幼儿时期，如果家长不注意保养孩子的肾脏，往往导致孩子的身体和智力发育迟缓，季节稍有变化就会生病。

少年和成年时不注意保养肾脏，往往导致尿频尿急、夜间尿床的现象，严重影响工作、生活和心理健康。妇女肾虚还会导致更年期提前。

老年肾虚，往往会加重阿尔茨海默病（旧称老年性痴呆），以及导致骨骼和五官疾病。

保养好肺脏，呼吸顺畅，皮肤好

在中医学中，肺主气。肺的功能正常，人体才能把自然界中的

第一章
第二章
第三章
第四章
第五章
第六章
第七章

新鲜空气吸入体内，同时将体内的废气排出，以此保证新陈代谢的正常进行，同时为五脏之气的生发和运转提供基础。肺脏一旦停止活动，人的生命活动也就终结了。

因为皮毛生发于肺，只有肺脏健康，皮肤才能健康。肺脏如果不健康，就会出现毛孔粗大、皮肤油腻等症状。更重要的是，如果肺脏受到损伤，往往会导致人体的抵抗力下降。只有肺脏健康，才能皮肤好，寿命长。

人体的五脏就像五行一样，相生相克，相侮相乘，只有保养好五脏，人体才能健康，我们的生活才能幸福、快乐。